職場不適応の
サイン

ベテラン産業医が教える気づきと対応のコツ

大阪樟蔭女子大学 名誉教授
日本産業ストレス学会 前理事長
夏目 誠 著

南山堂

本書を手にとってくださった皆様へ

　日本社会はバブル崩壊以降、不況の影響を強く受けてきました。非正規雇用の増加、サービス残業を含む過重労働の増加、内需縮小によるグローバル化、リストラ不安など、労働者を取り巻く環境は厳しいものといえます。アベノミクスで景気は回復してきたといわれていますが、労働者はその実感もなく、心をすり減らしながら働かざるを得ない状況がいまだ続いています。

　そんな今、「職場不適応・適応障害」で悩んでいる人が大変増えています。本書では筆者の「夏目」とこれから産業医を目指す「助手」とともに、症状の特徴をはじめ、早期発見や対応のコツなどを紹介しています。まずは、夏目と助手が昨今の課題と本書の成り立ちについて話し合っているところから、みていきましょう。

夏目：さて、日本に産業医がどのくらいいるか知っているかな？

助手：はい、日本医師会によると、認定産業医の総数は2018年時点で約10万人にまで増えているそうです。産業医の選任が義務付けられたからだと思いますが、毎年増えているようです。これからは働く人の環境は良くなっていきそうですね！

夏目：でもね、産業医は精神科を専門としている方は少なく、大多数は内科医なので、労働者の「メンタル不調」への対応に悩まれる方も多いんだ。とくに「職場不適応・適応障害」への対応だね。

助手：なるほど。たしかに「うつ病」や「大人の発達障害」とかは話題にあがる機会が多いですけど、「職場不適応・適応障害」のことはあまり聞かないですね。

夏目：そうだね。嘱託産業医向けの研修会やセミナーで講師をしていると、「職場不適応・適応障害」にちなんだ質問が非常に多いんだよね。あとはうつ病との鑑別とかね。そうしたなかで、「この疾患はイマイチわかりづらいものなんだなぁ」と実感したんだ。

助手：そこで本書が企画されたんですね！

夏目：うん。40年以上メンタルヘルス一筋で培った経験が役立つんじゃないかと思って、本書を執筆することにしたんだ。助手ちゃんはどんな本だったら読んでみたいと思う？

助手：う～ん（最近、スマホばかり見ていて本を読んでいない）。短時間で要所を把握できて、堅苦しく肩肘張らなくても読めるような本ですかね？

夏目：そんな感じの人を想像してまとめてみたよ（笑）

● 実際の場面を想像しやすいように多くの事例で紹介

● 事例は1つで汎用性のあるもの、応用のきくものになるよう厳選

● イラストを多用して、キモとなるポイントを整理

助手：おぉ。ありがとうございます！

夏目：どういたしまして（汗）でも助手ちゃんみたいに産業医を目指す人だけでなく、人事担当の方、産業看護職の方、カウンセラー、自身にその疑いがある方にも手にとってほしいと思っているんだ。

助手：幅広いですね。

夏目：メンタル不調者への対応の理解には、相談される側だけでなく、する側の心情も把握していることが望ましいのは言うまでもないよね。だから、あまり小難しい表現をしてわかる人が限られるより、誰にでもすぐにわかる簡潔な表現を心がけたんだ。それぞれの立場をお互いに知っていることが一番望ましいからね。

助手：そうですね。自分の主張したいことも、相手の立場を知らなければ通しづらいですから！

夏目：よくわかってる!!　そう。伝えたいことがある時は相手のことをよく知っておくことが大事だよ。

　2人の会話は本文でも続きます。ぜひ最後まで見守っていただければ幸いです。

　ということで、本書は一般企業・公務員の産業医として、また精神科医の主治医として経験してきた筆者のノウハウを、職場に関わるすべての人に向けて、ギュッと1冊にまとめました。本書を読めば、「職場不適応」の早期発見、対応、専門医の考え方などを俯瞰でき、一連の流れで気づきと対応のコツをつかめるようになっていると自負しています。本書を手にとって頂いたみなさまのお役にたてることを、切に願っています。

2020年4月

夏目　誠

目　次

読み始める前に…

主な登場人物

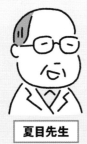

夏目先生

筆者のこと。産業医を続けて40余年。少しでも多くの人に「職場不適応」の理解を深めて欲しいと願い、産業医や人事担当者向けの講演活動や、有名ウェブコラムの執筆などに力を入れている。助手ちゃんのぶっきらぼうな性格を少々心配しつつも、みんなに頼られる産業医になってもらいたいと思っている。

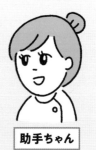

助手ちゃん

「助手」は苗字で名前は「好子」。大学医学部卒業後、臨床研修を経て大学第1内科学教室に入局。卒後10年、デキる嘱託産業医を志し、夏目先生のアシスタントを志願。「助手先生」と呼ばれることを拒み、「助手ちゃんです」と自ら呼ばれ方を決めた。

Illustration：山村 裕一（Cyklu）

ブレスロー博士の7つの健康習慣

1. 適正な睡眠時間を確保する
2. 喫煙をしない
3. 適正体重を維持する
4. 過度の飲酒をしない
5. 定期的に適度な運動をする
6. 毎日朝食を摂る
7. 間食をしない

職場不適応の予防には心身の健康こそ効果的な対策です。
「ブレスロー博士の7つの健康習慣」を目安に実行してみてはいかがでしょうか。
本文では p.56 で解説します。

※本文中に登場する事例中の人物は、すべて実際のケースを参考に再編した架空の人物です。

第1章

「不適応」を知ろう

1. 職場不適応、職場不適応症、
   適応障害の使い分け

2. 病気と障害の違い

3. 病名・障害名と状態名の違い

4. そもそも不適応とは?

5. 不適応が増加している原因

6. 産業医の役割

1. 職場不適応、職場不適応症、適応障害の使い分け

Aさん
仕事のスランプ乗り越えたい

Bさん
出勤するのがつらくて眠れない。
仕事に支障がでてしまう

仕事の内容が大きく変わり
長時間労働で、
朝、起床がつらい。
会社を見ると足がすくみ
出勤できない……

Cさん

A. 職場不適応とは

　上記のAさんは「職場不適応」で、Bさんは「職場不適応症」、Cさんは「適応障害」です。

　「職場不適応」、「職場不適応症」、「適応障害」の用語と内容の違いについて説明します。まず相互関係を図1-1に示しました。「職場不適応」が図のように最も範囲が広く、包括的に使われます。あとの2つの用語をその中に包み込んでいます。

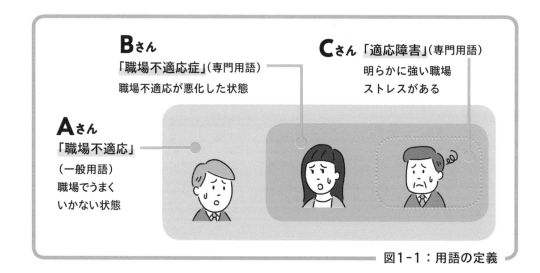

Bさん
「職場不適応症」(専門用語)
職場不適応が悪化した状態

Cさん　「適応障害」(専門用語)
明らかに強い職場ストレスがある

Aさん
「職場不適応」
(一般用語)
職場でうまくいかない状態

図1-1：用語の定義

「職場不適応」とは、「彼は職場にうまく適応できていないのではないか」、「職場でしんどそうだ」と周囲から思われ、当事者も「何となく、以前の自分と異なり、仕事がうまくいっていないと、漠然と感じている状態」といえるでしょう。

「職場不適応」は、一般的に使われる用語です。後述する「状態名」ともいえます。

B. 職場不適応は誰でも経験

軽い「職場不適応」であれば、働く人々は少なくとも1回は経験しますよね。まだ病気まで至っていない、「ありふれた状態」です。転勤や対人トラブルなどが原因で起こりうる「一時的な支障」「不調」とも言い換えることができます。

C. 適応障害とは ⇒ 2つの国際診断基準がある

一方「職場不適応症」と「適応障害」は「病名・障害名」です。すなわち、仕事や私生活に支障をきたす症状が続いている状態です。端的に言えば「支障の持続」になります。

「適応障害」は国際的に使われている診断マニュアルである「ICD-10（世界保健機関・WHOが作成した国際疾病分類第10版）やDSM-5（アメリカ精神医学会が作成した精神疾患の診断と統計マニュアル第5版）」に記載されています。

DSM-5によれば、はっきり確認できるストレス要因から3か月以内に障害が発生し、次の2つの症状のうち1つ以上呈した場合が適応障害に該当します。1. 出勤時の強い不安・恐怖・緊張・焦燥症状などで仕事などができない。2. 社会的、職業的に重大な障害を伴うもの。ただし「パニック障害」や「うつ病」が悪化した病気は除きます。明確なストレスがあってから3か月以内に発症したものと定義されています。

Point 社員への説明が難しいという意見が多い

3つの用語を整理すると次の通りです。
- **職場不適応**：職場生活がうまくいかず軽度のストレスがある状態
- **職場不適応症**：職場不適応が悪化して仕事に支障が出ている強度のストレスがある状態
- **適応障害**：職場不適応症のうち、職場ストレスによって引き起こされていることが明らかな状態（上記2つは職場のストレスが原因とは限らない）

さて、それでは一般には、精神疾患の「障害」と「病名」の使われ方はどうでしょうか。これは次節で説明したいと思います。

2. 病気と障害の違い

1. 日本では昔から「不安神経症」などの「病気」には「病名」を使っていました
2. 精神医学の国際化に伴って、日常生活に支障をきたす状態を「障害名」で呼ぶことが増えました

　まずは一般的に使われている「障害名」と「病名」の違いについて説明します。

　「障害」は前述の「ICD-10」や「DSM-5」が使用している診断名です。主に日常生活に支障をきたす状態をいいます。一方、「病気」は、「障害」のなかでも生活への支障の程度が強く、かつ受診を必要とするものと考えてもらえれば良いでしょう（図1-2）。言い換えれば「障害」には医師への受診・治療が必要な程度のものと、それより程度の軽い状態も含まれています。

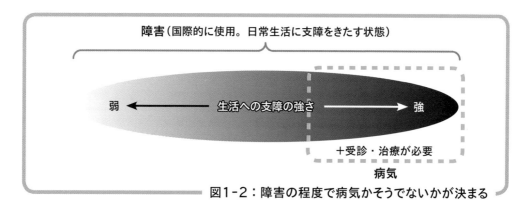

図1-2：障害の程度で病気かそうでないかが決まる

　一方、職場不適応症は適応障害を含み、なかでも職場ストレスがある場合を適応障害と呼びます。

第1章 「不適応」を知ろう

3. 病名・障害名と状態名の違い

　精神科診療では、病気や障害であると判断するのが難しい段階でも、診断書がすぐに必要になることがあります。その場合「診断名」に「状態名」を書くことがよくあります。たとえば「職場不適応状態」や「うつ状態」や「不眠状態」、「自律神経失調状態」などに代表されます。

　本当の「診断名」は、少なくとも数回の診察と薬の効果、病気の経過などを見ないと判断できません。

Point **とりあえず「状態名」を書くことがある**

　診断書によく記載される「状態名」と「病名」・「障害名」を以下に示しました。

(**状態名**
状態像)

(**病名・障害名**
「診断基準」があり、該当したもの)

● **職場不適応状態**
（職場でうまくいっていない、スムーズに仕事ができないなどの状態です）

● **うつ状態**
（現在、憂うつ、落ち込んでいる状態を示しています。病名ではありません）

● **自律神経失調症**
（自律神経である交感神経と副交感神経のバランスがうまくいっていない状態を示します。正式には病名ではありません）

● うつ病　　● 適応障害

● 双極性障害

● 統合失調症　● 認知症

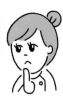

嘱託産業医の先生が
混乱するのは
「状態名」を「診断名」と
思いやすいからなんですね!!

多いのは「うつ状態」を「うつ病」と即断してしまうこと。
「うつ状態」には「うつ病」と「適応障害」、
「発達障害」などが含まれているので注意してね。

4. そもそも不適応とは?

1. 「不適応」という言葉はよく使われます
2. 「学校不適応」、「家庭不適応」など
3. 職場でうまくいかない状態の総称が「職場不適応」

そもそも「不適応」はなぜ起こるのでしょうか。

環境は絶えず変化しています。たとえば会社の利益追求による仕事内容・仕事量の変化、所属するグループやそれに伴う人間関係の変化などです。それらは急な変化もあれば、徐々に起こる変化もあります。それらの変化は社会活動として不可欠なものではありますが、うまく対応できる人とできない人がいます。

職場の環境変化に加えて、個人の性格・価値観・家庭環境などがお互いに絡み合い、精神的・肉体的にうまく対応できない場合に「不適応」が起こります。図1-3には環境変化から適応・不適応への道筋を示しました。周囲からしたら、一見なんでもないことでも、本人は人知れず悩みだしてしまうことがあるということです。

なお、職場環境に変化を与えたり、個人の性格などに影響を与えているものがあります。それは社会変動です。そのことについて次節で説明します。

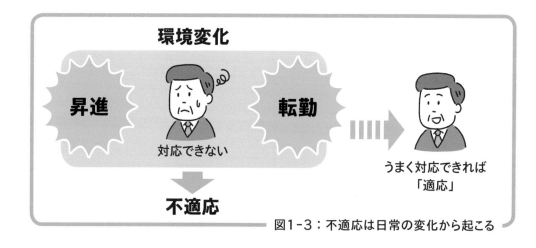

図1-3:不適応は日常の変化から起こる

第1章	「不適応」を知ろう

5. 不適応が増加している原因

昭和の時代までは、日本の企業の多くは国内市場で競争していました。しかし、平成に入り令和の現在に至るまで、「社会変動」のトップ「急速な少子高齢化」によって国内市場は縮小しています。そのような中、海外でのグローバル競争をする企業が増えてきました。しかも国内とは風土も文化も異なるため、海外市場の動向を読み取ることは難しいでしょう。かつ、海外に派遣された社員も、その国の生活にどう適応していくかという問題もあります。

また「社会変動」として絶えざる技術革新、すなわちコンピューターや、ロボットの活用が当たり前になりました。中高年者が入社した時に担当していた仕事も、今ではデジタル化しているなど、仕事の質も変わってきたことで、新しい技術への適応が難しい状況も増加しています（図1-4）。

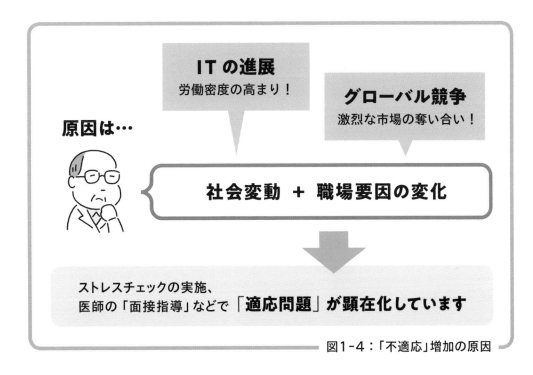

図1-4：「不適応」増加の原因

A. 「社会変動」と職場要因・個人要因の関係

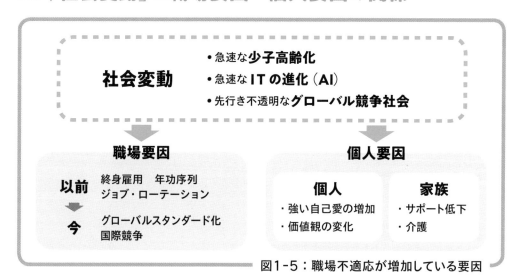

図1-5：職場不適応が増加している要因

　図1-5に職場不適応が増加している要因を示しました。前項で触れたように、職場不適応を発症させる職場要因と個人要因に、社会変動が強く影響を与えています。

　現代社会は多くの方が実感しているように「社会変動」が大きい時代です。「少子高齢化社会」が進み続けている日本は、その影響が経済活動にも波及しています。たとえば、人口減少と高齢化に伴い収入減少した人が増え（年金生活者の増加）、物が売れなくなっています。そのため、メーカーを中心に国内販売から世界販売にシフトさせてきました。

　また、パソコンやスマートフォンの進化によるインターネットやSNSの普及も、社会に変化をもたらしています。IT産業が企業リーダーとなって、ほかの企業を引っ張っていくようになりました。

B. 社会変動の影響

1. 職場要因の変化

　職場ストレスも、「社会変動」に連動して大きく変わっています。「終身雇用・年功序列」を中心にした日本的職場構造から、競争原理である能力主義に変わっています。

　企業はかつて「チーム」単位で仕事・評価をしていたことが多かったのですが、能力主義に変わってきてからは個人単位の仕事・評価が増加しています。また国際競争に伴い、赴任先の国における言語や文化への適応もストレス要因になりえます。

2. 個人要因の変化

　家族を含む個人要因も変化しています。メインは性格傾向、行動パターン、価値観などです。日本人の性格が急に大きく変わったのではなく、変化したのは価値観です。

　モーレツに働く「会社人間」は減り、「ワーク・ライフ・バランス」を重視する社員が増加しました。また高齢化に伴って家族の介護も大きな負担になっています。

　このように社会変動が環境に変化を与え、その変化についていくのが難しい人が増加しています。

3. ストレスチェックで「不適応」が顕在化

　労働安全衛生法改正により50名以上の事業場では「ストレスチェック実施」が義務化されました。受検率は90％を超え、「高ストレス者」を対象にした「医師の面接指導」が実施されています。

　筆者は現在3社で「医師の面接指導」を行っていますが、「職場に適応できない」という訴えがトップです。今まで潜在していた「適応問題」が顕在化してきたのも、増加の一因です。

マコトのひとコト

「不適応者」が
増加していますね。
社会が急速に
変わってるからでしょうね。

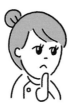
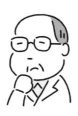

高度経済成長期のように
「社会が安定」した時代は、
働く人にとって幸せでした。
これからも厳しい状況が
続きますね……。

6. 産業医の役割

　ここでは産業医の基本をまとめておきます。

　普段、産業医がどんなことをしているのか、どこまで相談者を見ていくのかなど、ご存知ない方もいるかもしれません。すでに産業医をしている方や、充分に調べている方はご存知の内容かもしれませんが、おさらいと思って読んでみてください。

A. 産業医の仕事とは

　産業医とは、職場における労働者の健康管理を中心に、専門的な立場から指導・助言を行っていく医師のことです。また、働き方改革関連法の施行により産業医の役割がより重要になってきました。「健康診断結果チェック」、「健康相談」、「長時間労働者の対応」そして「ストレスチェック」後の「医師面談」や職場環境改善の勧告などを中心に、その役割が強められています。そして休職面談、復職面談なども担います。

B. 専属産業医と嘱託産業医の2種類がある

[企業規模や条件によって変わってくる]

　専属と嘱託では同じ産業医でもどこが違うのでしょうか。これは、労働安全衛生法により、一定規模の事業場（会社全体ではなく、製作所・工場や支社・支店などのこと）には産業医の選任が義務付けられており、主に事業場の人数によって分けられます。

　専属産業医は1,000名以上の事業場で選任されます。ただし、危険性が伴う特定業務においては500名から専属産業医である必要があります。専属産業医は企業の常勤となります。

　一方、嘱託産業医は、50名以上999名以下の事業場で選任されます。ただし、50名以下の事業場では選任の義務はないだけで、産業医を選任してはいけないということではありません。産業医の大多数は地域で開業している医師で、月に1〜4回ほど企業に出向き、健康診断への対応や企業の安全衛生委員会などに出席します。

　なお、医師なら無条件で産業医になれるのではなく、医師であることに加え、医学的専門知識について法律で定める一定の要件を備えなければなりません。

　（参考　日本医師会 https://jmaqc.jp/sang/occupational_physician/）

[大多数は嘱託産業医]

産業医の資格を有している医師は10万人いるとされています。日本には1,000名以上の事業場よりも、それを下回る中小企業が圧倒的に多いことから、専属産業医は非常に少なく、嘱託産業医が大半であることが予想されます。また、産業医と共に、産業看護職（健康管理に携わる保健師や看護師）がサポートしている企業は多いです。

C. 働き方の一例

[職場不適応や適応障害にどう対応しているのか？]

具体的なイメージを浮かべやすいように、例を挙げていきます。ここでは、嘱託産業医、専属産業医として、助手ちゃんに手伝ってもらいましょう。なお、登場する人物と会社はわかりやすく説明するための創作です。

まず今回の例の前提条件です。

● **嘱託産業医**

開業している医師。事業場には月に1〜4回ほど出社します。社員の健康相談や定期健康診断後の面談、職場を見て回る職場巡視、安全衛生委員会への出席などが主な業務です。

● **専属産業医**

社員規模1,000名以上の大手企業に常勤している医師。例に挙げる会社には診療所があり診察ができます。

● **相談者の田所さん**（33歳男性）

相談内容：今まで支店で営業をしてきたが、半年前に本社営業部に転勤（配置転換）になった。しかし、営業で外出する機会は今までの半分になり、会議の書類作成や経理部や総務部などとの連絡業務が増え、仕事内容や人間関係に戸惑い、スムーズに仕事が進められなくなった。このころから頭痛や腹痛が続いたので、産業看護職に相談し、その後産業医面談を勧められた。

説明をわかりやすくするために、以下の例ではすべて同じ相談者、すなわち田所さんが相談してきた場合において、立場の違う産業医がそれぞれどのように対応したかを示します。

それでは、助手ちゃんに先生をしてもらいましょう。

助手先生 産業医をしている助手です。田所さんのことは看護師さんからいろいろ聞いていますので安心してくださいね。

田所さん よろしくお願いします。

助手先生 腹痛や頭痛が続いているそうですが、いまも続いていますか？

田所さん 少しは良くなりましたがまだ続いています。

助手先生 病院で検査などを受けましたか？

田所さん はい、近くの総合病院に行き、胃カメラとCTスキャン（脳の画像診断）などを受けました。特に異常所見はないといわれましたが、痛みが続いているのでなんとなく不安です。

助手先生 なるほど。ところで配属が変わったそうですが、仕事はどうですか？

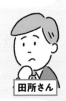
田所さん そうですね、実は結構疲れを感じています。

助手先生 仕事内容が変わればストレスがあるかもしれませんね。

田所さん そうなんです。じつは出勤するのが憂うつで、通勤時に会社に近づくとだんだん緊張してきて動悸を感じることもありまして……。

助手先生：それは「メンタル不調」ですね。「うつ状態」でしょう。

田所さん：エッ!?（…うつ病？）

助手先生：「職場不適応」とも考えられます。

田所さん：はぁ…（「職場不適応」ってなんだろう…）。「職場不適応」って「私は今の仕事が合っていない」って意味でしょうか??

助手先生：「職場不適応」は病気の一歩手前です。

田所さん：「職場不適応」で「うつ病」……。

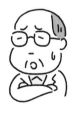

この対応で一番問題なのは、助手先生が診断してしまっているところです。嘱託産業医はクリニックの医師のように「診断・治療」をするのではありません。大事なのは田所さんに、「メンタル不調」があるかないかの判断です。そして、「うつ状態」を「うつ病」と勘違いされてしまっています。疑いがあれば専門医に紹介するというスタンスをとったほうが良いでしょう。

Point　産業医は診断するのではないですよ!

それでは次にいってみましょう。次も嘱託産業医としての例です。

助手先生

産業医をしている助手です。田所さんのことは看護師さんから
いろいろ聞いていますので安心してくださいね。

よろしくお願いします。

田所さん

助手先生

腹痛や頭痛が続いているそうですが、いまも続いていますか？

少しは良くなりましたがまだ続いています。

田所さん

助手先生

睡眠はどうでしょうか？よく眠れていますか？寝つきが悪いとか、
夜中に目覚めるとかありますか？

はい、夜中に2、3回は目覚めます。寝不足が続いていてつらいです。

田所さん

助手先生

なるほど。ところで配属が変わったそうですが、仕事はどうですか？

そうですね、実は結構疲れを感じています。

田所さん

助手先生

仕事内容が変わればストレスがあるかもしれませんね。

そうなんです。じつは出勤するのが憂うつで、通勤時に会社に
近づくとだんだん緊張してきて動悸を感じることもありまして……。

田所さん

ストレスが強そうですね。

どうすれば良いのでしょうか？

心が不安定で「メンタル不調」になっているかもしれませんね。
精神科の専門医にみてもらうのが良さそうですね。

えっ、でも精神科受診には、ちょっと抵抗があります。周りに
変な目で見られそうといいますか……。

心の病気は5人に1人くらいに発症する、いわば「現代病」に
なっているんですよ。珍しいことではないので心配しないでください。
私の良く知っているAクリニックが大阪の難波にありますので
紹介しますね。

難波ですか？ 家と反対方向になります。ほかに無いでしょうか??

そこの先生いい先生なんですよ（それ以外の精神科医は知らない）。

この対応は、嘱託産業医として望ましいです。「メンタル不調」と判
断し、専門医を紹介しています。ただ、紹介できる医師が1人という
のが少なすぎます。

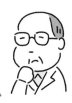

助手先生 田所さんはメンタル不調かもしれませんので、専門医に診てもらったほうが安心できると思います。駅中にあるBクリニックか、田所さんの家に近いC診療所はどうでしょうか?「うつ状態」に強い先生です。幅広く相談できる総合病院のD先生も紹介できますが。

田所さん 駅中のクリニックなら行きやすいです。そのクリニックをお願いします。

助手先生 わかりました。Bクリニックは予約制なので、ご都合の良い日時を電話で予約してください。
どのクリニックも予約がいっぱいで、1〜2か月待つことになりますから紹介状があることをお伝えくださいね。

田所さん ありがとうございます。

助手先生 (紹介状を書いて)これが紹介状です。田所さんの状態を書いてありますので、これを受診先の先生にお渡しください。

今回の助手先生の対応は、相談者にクリニックの特長を話しながら選択できる範囲も広がっているので、より安心感を与えられるでしょう。

Point 医療機関3つほどを目安に紹介先の準備をしておきましょう!

　それでは最後に専属産業医の場合を見てみましょう。くり返しになりますが、専属産業医は企業に常勤しています。

助手先生

こんにちは。頭痛と腹痛が続いていると聞いていますが、いまの状態はいかがですか？

病院で検査してもらいましたが、頭もお腹も異常はありませんでした。いろいろ聞かれて、ストレスが原因ではないかと言われました。

田所さん

助手先生

どのようなことにストレスを感じていますか？

最近、支店から本社に転勤がありまして、仕事にも周りの人にもなじめていないなぁ、と感じています。

田所さん

助手先生

ふむ。仕事以外では特に変わったことはないですか？

ないです。

田所さん

助手先生

なるほど。本社と支店では雰囲気や仕事量なども違うんでしょうか？

そうなんです。フロアの広さも人数も支店とは違って、部署もたくさんあります。皆さん忙しそうにしているので、わからない点があっても聞きづらい雰囲気なんで、仕事が進まず……。

田所さん

助手先生

うーん。それは確かにストレスを感じますね。

はい、だんだん不安になって緊張してしまい、圧迫感を感じています。

田所さん

起床や出勤に支障は出ていますか？

朝起きるのも、会社に行くのも憂うつでつらいです。
会社の建物を見ると動悸がしますし、緊張や不安が高まります。
初めての経験です。

なるほどなるほど。休日はどうでしょうか？
趣味などは楽しめていますか？

休日は楽です。いままで通りで、好きな趣味にも没頭できます。

休日は転勤前と変わらないんですね？

はい、逆にいえば平日と休日の気分の差が大きいです。

とすると、仕事で過剰なストレスを感じていることが原因で
「メンタル不調」になっているかもしれませんね。頭痛や腹痛も、
心が体に影響している可能性が高そうです。

「メンタル不調」ですか？
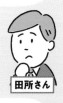

「職場不適応」といって、仕事が原因で心が少し疲れすぎて
いる状態である可能性があります。いずれにしても出社に支障を
きたしていますので、まずは診断書を書きましょう。

（体調不良は疲れが原因なのか）なるほど。

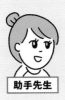

助手先生

まずは休養が大切です。1か月の休養が必要と認める、という内容で診断書を書いておきましょう。

ここでは専属産業医なので、多くの「職場不適応症、適応障害」者を経験しています。事例のように、産業医が一連の流れを担えるので、スムーズに対応がしやすい特徴があります。

Point 専属産業医は「診断名」も考慮しながら対応することも

マコトのひとコト

ふー。疲れました。

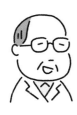

ありがとう。でも実践したことで、嘱託・専属の産業医の違いがハッキリしたんじゃないかな？

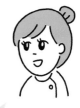

はい！　嘱託産業医は診断をするのではなく、「メンタル不調」があるかどうかの判断が最優先！　あとは紹介先を準備しておくことと、特徴を把握しておくことが大事ですね。
専属産業医の場合は「診断名」も考慮しながら対応するってことですね！

そうだね。専属産業医の場合も専門医を紹介することはあるけれど、症状が明らかな場合は治療を行うこともある。
しかし、嘱託産業医では紹介までで良いのです。

コラム 診断書について

患者が心療内科や精神科を受診して診断書をもらってきたとします（図1-6）。この診断書を見て患者がどういう状況かすぐにおわかりになるでしょうか？

診断書

氏名	中川 太郎　（男・女）
生年月日	昭和XX 年5月30日（32歳）
住所	埼玉県………………

診断名：うつ状態

（上記疾病により平成27年7月10日から、
1ヵ月間の休養加療が必要である。）

平成27年7月9日
山田メンタルクリニック
埼玉県浦和市中央区城見町………
医師　山田 太郎

図1-6：診断書の内容

お気づきでしょうか。このままでは「診断名」がよくわかりません。

Point **1.「うつ状態」とありますから「状態名」で示されています。**
※疾患名では無いのでとりあえずの診断名になっていると考えるべきです。

Point **2.「状態名」の場合、「病気」の疑いもあるのかどうかの確認が必要です。**
※たとえば、躁うつ病、不眠症、適応障害など

Point **3. 詳しく知る必要があれば主治医に「問い合わせ状」を送ります。**

［産業医から主治医への手紙］

　主治医の多くは開業医です。心療内科や精神科などは診療時間が長く忙しいため時間がありません。迅速に対応してもらうために、短時間で返答してもらえるよう、工夫するのが良いでしょう。

　相手の医師が簡単に答えられるように「選択肢から選ぶ形式」にしつつ、念のため自由に書ける欄を設けておけば充分でしょう（図1-7）。

●年△月□日

　●●先生ご机下

　　時下、ますますご清祥のこととお喜び申し上げます。
　　平素より当社社員の△△が大変お世話になっております。
　　さて、先日、△△から診断書を受け取りました。今後の対応を決めていくため、ご多忙のところ誠に恐れ入りますが、下記につきましてご教示いただければ幸甚に存じます。

　　病名が「うつ状態」とありましたが、下記の疾患等含まれるでしょうか？
　　いずれかに〇印をお願い致します。
　　1．うつ病　　　2．適応障害　　3．その他（　　　　　　　　　）

　　また、ご希望、ご連絡事項等ございましたら、下記にご記載のほどよろしくお願い致します

　　　　　　　　　　　　　　自由記載欄
　　_____

　　_____

　　_____

　　_____

　　　　　　　　　　　　　　　　　　　　株式会社×××
　　　　　　　　　　　　　　　　　　　　産業医　〇〇〇〇
　　　　　　　　　　　　　　　　　　　　連絡先など

図1-7：主治医への問い合わせ状

助手ちゃんからのインタビュー！

産業医が何をする人か、ピンとこないようです

助手ちゃん：夏目先生！　一般の人は、産業医も診療するお医者さんだと思っている人が多い気がします。そのことで「診断してくれないから頼りにならない」って思われそうで不安です……。

夏目先生：医者といえば、聴診器を当てたり、血圧測定したり、薬を処方したりする、というイメージが強いみたいだね。産業医の役割と意義を知ってもらうのは大事なことだと僕も思っているよ。

助手ちゃん：どうしたらいいでしょうか？？

夏目先生：社員が心身ともに健康状態に無いと会社の利益も安定しなくなるし、人件費のコストも余計にかかる。そうなる前に、経営者側に「病気の予防の重要性」に気づいてもらうことが大事だと思うよ。産業医は「会社の病気も人の病気も予防をする先生です」って紹介したらどうかな？

助手ちゃん：なるほど。予防できるに越したことはないですもんね！　あと、産業医の先生が悩みやすいポイントというのはなんでしょうか？

夏目先生：そうだね。産業医の9割以上が嘱託産業医だよね。自身のクリニックを持っていたり、勤務していたりする先生が多い。本業がある先生方なので産業医が専門ではないし、多くが内科の先生で精神科医は一般に考えられているよりも少ないんだ。なかでも本書のテーマの「職場不適応」の対応は難しいという先生が多くて、僕も質問をよく受けるんだ。

助手ちゃん：なるほど。私もこれから頼ってもらえる産業医になりたいです。先生、いろいろ教えてもらえますか？　メンタルに関する医学書ってなかなか難しくて……。

夏目先生：もちろん！　実際、現場では机上で学んだことを活かすのはとても難しいからね。「なぜ病気になるのか」、「エビデンスはどうなのか」といった学術的な部分よりも、実際はどう対応しているのかに焦点をおいて説明していこうか。

助手ちゃん：よろしくお願いします！

第2章

発症要因、タイプ別分類、周囲の役割

1. 職場要因

職場の雑談

職場ストレスには、過重労働、職場内対人関係、配置転換、リストラの不安なんかが多いらしいですね。

Aさん

女性は「職場内対人関係」がいつの時代も多いらしいですよ。

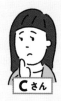

Cさん

職場ストレスは社会の変化と共に悩みの種類も変わると聞いたよ。

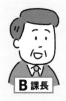

B課長

　上の会話は、ある職場における課長と男女の2人の課員の雑談です。ここでは職場ストレスが話題になっています。ストレスといえば対人関係が挙がるのは、女性によく見られる特徴ですね。

A. 職場要因 ── ストレスは時代と共に変化する

　「職場ストレス」、すなわち「職場要因」には、さまざまなものがあります。

　まずは、筆者らがバブル崩壊前後に調査した時の結果を表2-1に示しました。122名（男性71名）の「職場不適応」の人を対象に、発症要因である職場ストレスを調べた結果で、「配置転換」が最も多く4割を占め、次いで「過重労働」の32%、「職場内対人関係」の26%、「リストラ（事業の再編成）の不安」の18%、「昇進」の16%と続きました。また、「配置転換」の半数は抜擢に伴うものでした。

　バブル崩壊前の昭和55年の調査では「リストラの不安」が0であったのに対して、崩壊後には18%と急増しているのが注目されます。

表2-1：昭和55年、平成4〜8年の職場ストレス調査の比較（上位5位まで）

順 位	対 象 主たる職場ストレス	昭和55年（150名）人数（%）	平成4〜8年（122名）人数（%）
1	配置転換	33（22%）	49（40%）
2	過重労働	35（23%）	38（32%）
3	職場内対人関係	11（ 7%）	31（26%）
4	リストラの不安	0（ 0%）	22（18%）
5	昇進	19（13%）	19（13%）

Point 全体では「配置転換」がトップだった

　次に男女別に検討したのが表2-2です。男性は全体の順位と同じですが、女性では職場内対人関係がトップでした。

表2-2：平成4〜8年の男女別職場要因調査（複数回答）

順 位	全体122名	男性71名	女性51名
1	配置転換　　　（40%）	配置転換　　　（49%）	職場内対人関係（39%）
2	過重労働　　　（32%）	過重労働　　　（30%）	過重労働　　　（33%）
3	職場内対人関係（26%）	職場内対人関係（15%）	配置転換　　　（28%）
4	リストラの不安（18%）	リストラの不安（23%）	業績低下　　　（16%）
5	昇進　　　　　（16%）	昇進　　　　　（20%）	リストラの不安（12%）
6	職務の複雑化　（15%）	職務の複雑化　（19%）	昇進　　　　　（10%）
7	業績低下　　　（13%）	業績低下　　　（11%）	職務の複雑化　（10%）

　女性は男性と比べて人事異動が少なく、同じ職場で長期間一緒に働く機会が現在より多かったことも、数が多かった一因と考えられます。

Point 女性は「職場内対人関係」がいつも上位

最近はどうだろうか。

　筆者が複数の企業で受けてきた相談から、体感的には1位 過重労働、2位 対人関係、3位 リストラの不安、4位 配置転換、5位 職務の複雑化 の順で多いように思います。参考として、平成30年の労働安全衛生調査の結果を表2-3、2-4にまとめておきます。先に記した筆者らの調査方法や質問項目とは異なることと、こちらは健常者に対する調査であることに注意してください。

　表2-3、2-4をみると、1位は過重労働と言っていいでしょう。5位「会社の将来性」と6位「雇用の安定性」は、「今の会社にずっといられるかどうか」という心配と読みとれ、併せると36.1%もあり、過重労働についで2位になります。これは「リストラの不安」に近いものと考えられます。

　筆者が関与してきた企業でも、国内市場での売り上げが減少している企業は少なくありません。対応として、「選択と集中」をメインにしてリストラ（事業再編成）が行われてきました。その影響で中高年者は男女を問わず、リストラ不安のストレスで不適応になる人が多く見られました。

　また、非正規社員の増加に伴い、正規社員との間でさまざまな軋轢が生じ、「職場不適応」を発症したケースもあります。

　これに反して、「売り手市場」にある若手社員は「職場不適応」傾向になると退職し（受診はしない）、次の企業を探し再就職しているケースも多いようです。

表2-3：平成30年ストレスランキング（総合、複数回答）

順　位	総　合	
1	仕事の質・量	（59.4%）
2	仕事の失敗、責任の発生等	（34.0%）
3	対人関係（セクハラ・パワハラを含む）	（31.3%）
4	役割・地位の変化等（昇進、昇格、配置転換等）	（22.9%）
5	会社の将来性	（22.2%）
6	雇用の安定性	（13.9%）
7	顧客、取引先等からのクレーム	（13.1%）
8	事故や災害の体験	（3.0%）

（厚生労働省：平成30年労働安全衛生調査（実態調査）より抜粋）

表2-4：平成30年ストレスランキング（男女別、複数回答）

順位	男性		女性	
1	仕事の質・量	（59.3%）	仕事の質・量	（59.5%）
2	仕事の失敗、責任の発生等	（36.2%）	対人関係 （セクハラ・パワハラを含む）	（33.2%）
3	対人関係 （セクハラ・パワハラを含む）	（29.9%）	仕事の失敗、責任の発生等	（30.9%）
4	役割・地位の変化等 （昇進、昇格、配置転換等）	（27.5%）	雇用の安定性	（17.5%）
5	会社の将来性	（26.2%）	会社の将来性	（16.6%）
6	顧客、取引先等からのクレーム	（16.2%）	役割・地位の変化等 （昇進、昇格、配置転換等）	（16.5%）
7	雇用の安定性	（11.4%）	顧客、取引先等からのクレーム	（8.8%）
8	事故や災害の体験	（4.1%）	事故や災害の体験	（1.4%）

（厚生労働省：平成30年労働安全衛生調査（実態調査）より抜粋）

B. 職場要因の実際

　1）過重労働、2）職場内対人葛藤、3）配置転換、4）昇進、5）職務の複雑化の順に説明します。

1. 過重労働

［過重労働は規制された］

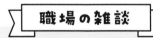

職場の雑談

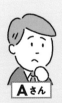

Aさん：「過重労働」って測定できるんでしょうか？

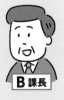

B課長：うーん、どうなのかな……。
役職者には部下への安全配慮義務が必要なんだよね。

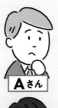

Aさん
安全配慮義務って、具体的にどんなことをするんですかね？

Cさん
職場にただ残っていても時間外労働になるみたいですよ。
そんな部下を上司が黙って見ていると黙認や推認になるみたいです。

……えっ!?

B課長

　厚生労働省は過重労働対応として法律を改正するとともに、新たな具体策も作成しました。次のように労働安全衛生法を改正し、企業における全社員の総労働時間把握と、1か月で80時間以上の時間外労働があった場合には、「産業医の面接指導」を制度化しました。

労働安全衛生法：第六十六条の八
事業者は、その労働時間の状況その他の事項が労働者の健康の保持を考慮して厚生労働省令で定める要件に該当する労働者に対し、厚生労働省令で定めるところにより、医師による面接指導（問診その他の方法により心身の状況を把握し、これに応じて面接により必要な指導を行うことをいう。以下同じ）を行わなければならない。

「職場の雑談」でAさんが質問していた答えですが、「疲労度は測定できません」。そのため気づきが遅れやすくなります。
また、Cさんがいっていたように部下が勤務時間外に職場に残っていると、上司が時間外労働命令を出していなくても、「黙認した、すなわち時間外労働を許可した」ことになるので注意してくださいね。

［ 中高年者は疲労が蓄積する ］

> **事例**　仕事だけでなくプライベートもしんどい中野さん （48歳男性）
>
> 　中野さんは妻と子どもの3人家族です。きちょうめんで責任感が強いタイプで、趣味といえるほどのものはありません。彼は最近3か月多忙で、1か月の時間外・休日労働時間が80時間を超え、過重労働による「産業医面談」を受けました。
>
> 　ここのところ不眠の症状があり、何かしようという意欲が湧かず、体も心も何とも言いようがなく疲れてしんどいとのこと。
>
> 　就業への意欲もなくなり、出勤しても仕事がはかどらず、イライラして疲れやすくなりました。決断力や記憶力も落ちたと感じられるようになり、この状態は「休日」も「出勤日」も同じでした。

事例のポイント　　中野さんは「過重労働面談」で産業医による面談を受けたところ、抑うつ所見と蓄積疲労がありました。産業医は、専門医のいる医療機関を紹介をし、精神科医から「うつ病」と診断されました。その後、精神科医は休養加療が必要（診断書発行）と判断し、産業医は「事後措置」として、中野さんへの対応や配慮について事業者と話し合いました。

　過重労働から「蓄積疲労」が生じます。業務量が増えると、次頁に示した図2-1のようにその日の疲労が睡眠や休養で回復せず蓄積して残ります。中高年者の蓄積疲労は若者に比べて大きくなり解消も遅くなります。しかし、うまく解消する方法がない、あるいはその余裕がないことが問題になります。

　いまや過重労働を課す企業は、すぐに「ブラック企業」とレッテルを貼られ、インターネットで社名が頻繁に出てくるようになりました。その結果、採用時に学生が集められなくなり、経営問題として悩まされている企業も出てきています。なお、過重労働者の産業医面談とフォローアップについては図2-2に示しました。

予防が
大事ですよ！

- ●過重労働は法律で制限されました
- ●1か月の時間外労働は79時間までに！
- ●経営者や役職者は安全配慮義務があります

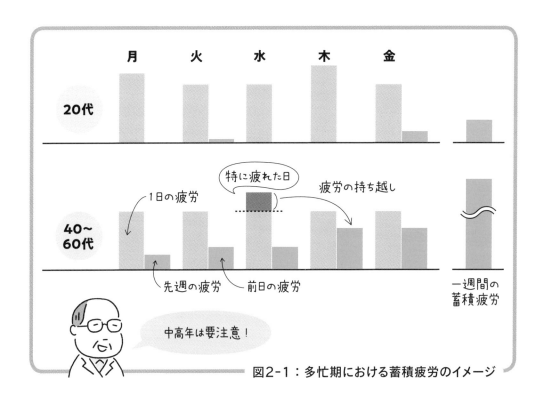

図2-1：多忙期における蓄積疲労のイメージ

人事・労務
80時間以上の時間外・休日労働をしている
社員をリストアップし、該当者に「産業医面談」
を受けさせる

産業医
1. 疲労蓄積度チェックリストなどによる判定
2. 面談

・医療機関への紹介
・超過勤務時間を減らす
・経過を観察

必要に応じて
事業者・人事部長の意見聴取

・休職させ、療養に専念
・超過勤務時間を減らす
　必要に応じて配置転換
・勤務時間の短縮

聴取結果の**フォローアップ**

図2-2：労働者の産業医面談とフォローアップ

ブラック企業とレッテルを貼られてしまうと、就職希望者は激減します。大きな経営問題に発展させないよう、真剣に取り組む必要があります。

［ 過重労働と性格的要因 ］

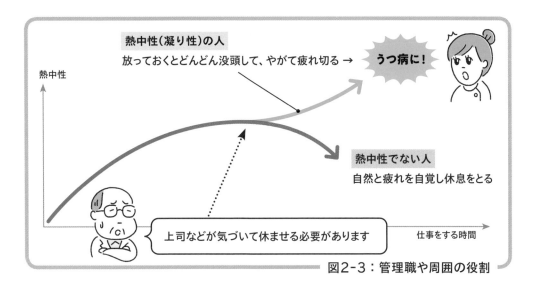

熱中性（凝り性）の人
放っておくとどんどん没頭して、やがて疲れ切る →　うつ病に！

熱中性

熱中性でない人
自然と疲れを自覚し休息をとる

上司などが気づいて休ませる必要があります　　仕事をする時間

図2-3：管理職や周囲の役割

　自発的に過重労働に陥ってしまいやすい性格として「熱中性（凝り性）」があります。「熱中性」の人は「うつ病」になりやすい特徴があります。彼らは仕事をしていると熱中度が高まり、休息もとらずに没頭していきがちです。普通は疲れを自覚して休息をとりますが、熱中性の人は疲れていても納得するまで仕事を続けるため、気づいたときには疲れきった状態になるのです（図2-3）。「疲へい性うつ病（精も根も尽き果て疲れ切ってなるうつ病）」の原因です。過度に熱中した状態が続くと、自分では仕事をしているつもりでも、実際の能率は低下していきます。

対応のポイント　では、どうすればいいでしょうか。気づくためには、産業医から管理職や家族など親しい人に、それとなく次のようなことを聞いてみてください。

　たとえば、上司であれば、「彼は疲れているようですが仕事に没頭しすぎていませんか？　適切な休息がとれているでしょうか」と問いかけましょう。それに対して「熱中しているのは良いことと思っているが、いつも帰宅時間が遅いから気になっている」といった言動から気づくことがあります。

　休息をとるのは、車に例えればアクセルをゆるめ、エンジンを冷ますことになります。自分でブレーキを適度にかけられれば良いですが、熱中性を自覚できないタイプ

は、自分でブレーキをかけられないのです。かけるのが難しいともいえます。その場合は、職場関係者や家族が彼らの行動を見ながら、必要に応じてブレーキをかけてあげるのが良いのです。

> 本人がブレーキをかけられない性格であることに、
> 家族や職場関係者が気づいてあげる必要があります。

2. 職場内対人葛藤

　長らくストレスのトップは対人関係でしたが、近年ではだいぶ改善されてきました。特に対人葛藤は女性に顕著でした。

> 厚生労働省の平成24年労働者の健康状況調査だと女性は
> 48.6％が対人関係の悩みでしたが、平成30年労働安全衛生調査
> では33.2％まで改善されたんですね！

> そうだね。でも実際は数字で見るより、対人関係の相談は
> まだまだ多いんです。

[男性は「縦型」、女性は「横型」の葛藤が多い]

　対人関係の悩みを聞くと、男性が「上司と部下」などの「縦型ストレス」が多いのに対して、女性は友人や仲間などの「横型ストレス」が中心になっています。この違いは歴史的にみて、長く引き継いできている問題です。たとえば、男性の場合、原始時代では狩猟における命令系統、戦国時代では領主と配下、近代の軍隊では階級など、「縦」のコミュニティでの協調性を求められました。一方、女性は男性以上に一貫しており、家庭を守るため、近隣者や血縁者との「横」のコミュニティでの協調性を求められてきました。

　頻度と深刻度でいえば女性の方が強いです。

　事務職が多い女性に比べて男性は総合職である場合が多く、会社では2〜5年で上司か自分のどちらかが転勤、配置転換される可能性があります。また、近年では転職への障壁も低くなっているため、自ら離れることも選択しやすくなりました。一方、女性では、「ママ友」など会社以外のコミュニティに属す機会がよくあります。最近ではメーリングリストやSNSなど通信手段が増えたことでますます縁が切りづらく

なっています。それら密接なコミュニケーションにより、一度こじれると抜き差しならぬ関係になることがよくあります。

> **事例**　歳の近い先輩との関係に悩む中塚さん（20歳女性）
>
> 　入社して事務職につき7か月。性格は内気で引っ込み思案なタイプ。仕事でわからないことは、先輩女性の古井さんに尋ね覚えていきました。秋の人事異動で古井さんが転勤してしまい、後任女性の五十嵐さん（22歳）は、気配り型の古井さんと違い、ズバズバ言うタイプ。中塚さんがちょっとしたことを尋ねても叱られるように感じ、苦手意識が芽生えて五十嵐さんを避けるようになりました。確認しなければならないことも聞けずに仕事を無理に進めるようになってしまいました。この頃から肩こりがひどくなり、ケアレスミスが増えて係長からも注意されるようになりました。それ以降、ミスをしないようにと思えば思うほど緊張し、失敗するようになり、職場に行くのがつらくなって落ち込んでしまいました。

！事例のポイント　対人関係では相手の人の感情や言い方によって、一方の人の受け取り方は変わります。私の臨床経験から言うと、“本人の年齢とプラス・マイナス3歳程度の相手”との間で、対人関係の葛藤が起こるケースがよくあります。事例のように片方が内気、もう片方が勝気である場合のほか、この程度の年齢の差だと競争心が互いに芽生えやすいです。経験や知識、ファッションや遊びについての行動パターンが似通っており、対抗意識などが生じやすくなります。それ以上に年齢が離れると、あまり対人関係葛藤は発生しづらく、パワハラなど縦型の問題に置き換わります。

Point　「横型」は年齢が近く身近な人と

[配置転換が少ない職場に多い]

　対人関係の葛藤は、配置転換のない職場に多いようです。最近はだいぶ変わってきたようですが、従来は女性の場合、ほとんど配転がなく、いわば閉鎖された中に長時間、ともに居続ける機会が多くありました。また、お互いの仕事がわかるため粗を探しやすく、対人関係の葛藤が多いのだと考えられます。

3. 配置転換

　この項では、「抜擢に伴う配置転換」と、グローバル競争で増えている「海外赴任」の事例から紐解きましょう。

　近年ではだいぶ改善されてきているようですが、以前は配置転換がストレスのトップでしたね。「エッ、抜擢されたらラッキー、チャンスじゃないですか」という意見が多いと思いますが、本当にそうでしょうか。事例を挙げながら解説します。

事例　抜擢配転された佐山さん（33歳男性）

　佐山さんは大卒の営業職です。性格はまじめで明るく、積極的な人。家庭には妻と子どもが1人。社長表彰を3回受けている支店のトップセールスマンでした。

　4月の人事異動で横浜支店営業部主任から本社営業企画部企画課主任として異動しました。本社からの「営業企画をする人材が欲しい」という要望に応えた、抜擢人事です。佐山さんは今までの実績が認められたと感じ、張り切って東京本社に赴任しました。

　配属されて2か月間、必死になって業務を覚え、こなしてきました。しかし、企画の仕事はアイデアを練る事と書類作成、さらに他部署との折衝などが大半でした。営業で外回りが中心だった彼にとっては苦痛になり、落ち込んでため息が増えました。

　友人の話によれば、休日は普通の状態で、家族と会話も多く、ショッピングに出かけたりしているようです。

　気になった上司が彼に声を掛けると、「企画の仕事は初めてで、会議が多く、自分の役割やリズムがつかめません。でも頑張ります」と答えました。しかし、そのまま周囲のサポートもなかったので追い込まれ、起床するのがつらくなり、次第に出勤できなくなっていきました。

! 事例のポイント　本社の企画業務と支店での営業業務では大きく違います。佐山さんは頑張ったものの、仕事上の役割の大きな変化についていけず、ストレスと過労から落ち込んでいきました。

　本社にはサポートしてくれる知人もいませんでした。また、営業の企業回りであれ

ば気分転換もできたのですが、本社のデスクワークでは切り替えができなかったため、次第に「適応障害」になってしまいました。

[抜擢に伴う配置転換ストレスとは]

なぜ「抜擢に伴う配置転換」が強いストレスになるのでしょうか。簡単に言えば仕事が高度・複雑になり、かつ結果が求められるからです。周囲の期待・羨望や自意識がプレッシャーになり、頑張らなければという気持ちが強くなるからでしょう。事例のように性格が明るくて真面目な人に多く、佐山さんは「営業への適性」は抜群ですが、「企画業務への適性」は営業ほどではなかったのです。

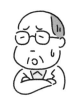

> 「工場や支店などから本社」や、「本社の定型業務が多い部門から
> 企画や人事、経営戦略」などの中枢機関への配置転換は
> ストレスになりやすく、適応障害につながることがあります。

[この症状をどう判断するか]

佐山さんは「職場不適応症」を発症したのです。休日はいつも通り、しかし強い職場ストレスが明確にあるため、「適応障害」と判断できます。

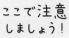

ここで注意しましょう！

- ● 出勤への不安・恐怖・緊張がある
- ● 気分が落ちこんで元気がなくなる

「うつ病」に間違えられやすい！！（違いは第4章で解説します）

マコトのひとコト

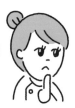
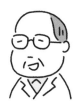

抜擢は
喜ばしいことですが、
強いストレスにも
なるんですね。

プレッシャーを感じやすいのは
優等生タイプに多いんだ。
うまくやろうとしすぎちゃうのかな……。
失敗してもいいから、
その経験を大事にして、今後に
活かしてほしいね。

［海外赴任］

　最近は国内市場の低迷に伴い、グローバル競争が拡大しています。海外赴任（配置転換）を命じられ、そこで不調になる人が増えているようです。

事例　海外赴任で慣れない言葉と仕事に悩んだ江川さん（29歳男性）

　大学卒業後、製造業メーカーに就職した技術系社員で、性格はまじめですが融通性に欠け、無口で人づきあいが下手なタイプです。

　商品検査の業務を中心として、着実に仕事を行ってきました。入社3年目にアメリカで3か月間駐在した経験があり、昨年4月に、3〜4年の予定で東南アジアへ単身（独身）で赴任することになりました。

役職経験のない人が、海外で管理職に

　日本人が8名、外国人を含めて70名規模の現地法人会社で、商品検査業務の管理課長として行うことになりました。言葉が通じにくいので仕事がやりにくいうえに、自身の通常業務に加えて新しい検査マニュアル作成を要求され、多忙になりました。

　このような状況に性格が適合できず、うつ状態になったのです。慣れない外国生活で気分転換もできず、相談する相手もなく困惑状態に陥りました。

　その後、発作的に車の前に飛びだし救急病院で運ばれるも、幸い軽傷ですみました。上司とともに日本へ帰国したあと、母親、上司同伴で精神科を受診しました。

　本人は、「海外では日本人の社員は皆手一杯であり、助けてもらうわけにはいかなかった。英語もあまり喋れず、意思疎通もうまくいかなかった」と振り返りました。

　図2-4に海外赴任者のストレスを示しました。人口減少・高齢者増加の日本では思うように物が売れないため、海外に注力する企業が多くなりました。そのため、慣れない異国で頑張らざるを得ない状況です。しかも治安や衛生環境が良い国ばかりではありません。かつ国内で管理者でなかった人が、管理職として赴任するケースが多く、ストレスになる要因はますます増えています。当然、言葉の問題もあります。

海外赴任者の増加	急速に進む少子高齢化日本		「国内市場」縮小・海外で勝負（世界的競争へ）
	課題：言葉が、現地適応ができるかどうか		
欧米から東南アジアへ	利益の追求	➡	人件費圧縮（海外の低賃金労働者を求めて）
	課題：管理職として赴任が多く、責任は重い		

図2-4：海外赴任のストレス

4. 昇 進

> **事例**　課長に昇進した佐々さん（41歳男性）

　大学卒業後、メーカーに就職して18年目、役職は企画課長。性格はキッチリしており、熱中しやすいタイプの人です。課長に昇進し、複数のプロジェクトをまとめながら部下の指導をすることになりました。期待に応えようと努力をしますが、これまで経験がない程の業務量に加え、部下のトラブルの対処などが続き、戸惑ってしまいました。どのプロジェクトも完全なものにしなければと思い、緊張が持続。そのうえ、自身のプレゼン資料も作らなければならず、帰宅はいつも深夜になりました（時間外労働が平均90時間程度）。

　その後も順調にいかないプロジェクトがあり、暗礁に乗り上げてしまったのです。この頃から食欲がなくなり、出社しても仕事が手につかなくなりました。不眠となり出勤への恐怖が高まり、ついに出勤できなくなり、心配した妻に付き添われて精神科を受診しました。

> **事例のポイント**

　産業医をしていてしばしば遭遇するのは、「昇進うつ」と呼ばれる症状です（診断が「うつ病」とは限らず、「職場不適応・不適応症、適応障害」の場合も多いです）。

　昇進して管理するプロジェクトが増え、部下の指導と自身の仕事を抱えて悩む。しかも、部下の失敗の責任も負わなければならず、忙しさと心労は増すという状況が続くのですから、無理もありません。この傾向はバブル崩壊後になってますます顕著になりました。

管理職は、責任や会社の評価査定が厳しい傾向にあり、人によっては管理職という立場に適性がないこともあります。そのような場合は、降格人事も1つの解決策になり得ます。詳しくは第3章で解説します。

5. 職務の複雑化

　日本は大企業よりも中小企業が圧倒的に多く存在します。しかし、中小企業では充分な人材を確保できないこともあり、1人の人がこなさなければならない業務の種類が多くなりがちです。大企業でも人員削減により、1人に任される業務が多様になり、複雑化が進んでいます。このようにマルチタスクな能力が求められ、ストレスはたまりやすくなっています。

　たとえば広報部のほかに、企画部や経理部であってもクレーム対応をしなければならないケースが増えています。対人関係の業務はストレスを抱えやすく、なかでも顧客のクレーム対応はストレスの強い業務の代表といえます。

　業務量については過重労働と共通していますので、ここでは相談の多いクレーム担当者のストレスについて触れておきます。

- -
Point　クレーム対応者のケアは企業にとっても重要
- -

　企業は顧客からのコンサルテーションや「会社の顔や窓口」のセクションとして、「問い合わせ」を受けつける部署があります。なかでもクレームから製品の欠陥がわかり、商品の改善や企画に役立つので、とても重要なセクションです。また、欠陥商品が広まっていくのを防ぎつつ、会社の悪い評判の流布を最小限に抑えることも重要です。迅速な対応によって、顧客にそれ以上会社への信頼感を失わせないようにするため、とても神経を使う業務といえます。

　これを怠ったことにより社会問題となり、企業イメージの大幅なダウンや経営責任までに発展したケースがあります。ニュースなどで目にしたことはあるのではないでしょうか。要するに企業におけるリスクマネジメントの最前線がクレーム処理部門といえます。しかし、理解不足の企業があり、クレーム処理をおざなりに行う企業があります。そうすると、担当者のストレスは大きくなっていきます。

- -
事例　クレーム処理担当の三宅さん（27歳女性）
- -

　三宅さんは専門学校卒業後、現在の販売会社に就職しました。性格は几帳面で責任感の強いタイプです。総務部で働いており、仕事内容は人事、経理

のほかに顧客からの製品に関する問い合わせ対応です。問い合わせにはクレームも多く含まれていました。

　三宅さんは、「顔が見えないのでお客様に言いたい放題言われる。反論したら課長に苦情が行き、課長から注意された」と、仕事の難しさを語ります。「先方は、すぐに対応すると思っているが、私たちがお客様にできることは限られている」、「朝から夕方までひっきりなしにかかってくる電話に対応しなければならない。電話なので、相手の顔も見えなければ、性格や感情の動きがつかめない。言われっぱなしでむなしく感じる」とつらさを訴えました。同時に「仕事にやりがいを感じられない。転職したいが判断として妥当かどうか。給与は比較的良いのでなんとか踏みとどまっている状況」と、苦悩していました。

! 事例のポイント　　クレームは、繊細で真面目な人には、「私が責められている。叱られている」という受け取り方になりやすいのです。それが自己の尊厳を傷つけます。このケースのようにキッチリしたい性格の人ではダメージが大きく、傷が深くなります。

　クレーム対応担当者のストレスをまとめれば、①電話対応の場合が多く、相手の真意や問題点を把握しにくい、②自分が起こした問題ではないのに、自身が責められている感じがするつらさ、③クレーム処理時の部署間における連携のしにくさ、④ひっきりなしに続く問い合わせで多忙、⑤職場のサポートの少なさ、にまとめられます。

　このようなクレーム対応担当者が持つ仕事の構造上、ストレスが生じやすいため、休ませる、交替させる、待遇を良くするなどの対応が会社に求められます。

マコトのひとコト

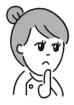

クレームのほとんどは担当者の責任じゃないのに、責められてばかりじゃ理不尽に感じちゃいます。

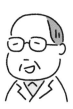

大事な仕事なのに会社側の理解が足りないのは問題だね。周囲のサポートは重要だし、苦労を労ってあげることが大切ですね。

2. 個人要因

職場の雑談

Aさん　同じ仕事をしていてもストレスに感じる人と感じない人がいますよね。

B課長　個人の性格、男女差や年齢、それに人によって価値観も違うからね。みんな休日にうまくリフレッシュしてほしいんだけど……。

Aさん　休日ってプライベートだし、「どうしたほうがいい」とは言えないですしね。

　職場不適応になる個人要因として、性別、年齢、性格、価値観は大きく影響します。また家族はサポートとして重要な役割を果たしますが、中高年になると親の介護や病気などでストレスも発生してきます。

［性別・年齢］

　過去に筆者らが行った職場不適応者の企業調査では、男性は女性の2.5倍も多く、年齢では男性が30、40歳代、女性は20歳代に多くみられました。

［性格・価値観］

　同じく過去に筆者らが行った職場不適応症者の性格傾向調査では、「几帳面」が最も多く、次いで「真面目」、「融通性に乏しい」、「神経質」、「消極性」という順になりました。性別では、男性が「几帳面」、「真面目」、「融通性に乏しい」が47％を占めていました。女性は、「几帳面」が7割と圧倒的に多いです。「真面目」は2位ですが、3位には「勝気」、4位「頑張り型」、5位「プライドが高い」のように男性とは異なっていました。また、仕事に対する価値観は仕事中心型の会社人間・仕事人間タイプ、家庭を大事にするマイホーム型、趣味など生き甲斐を楽しむオアシス型に大別されます。性格は時代の変化であまり変わらないのに対し、価値観は社会変動に影響されやすい点に違いがあります。

3. 職場要因と個人要因の考え方・扱い方

中核群とドロップアウト群

　ここまで解説したように「職場要因」と「個人要因」が職場の不適応に関わっています。しかし、どちらか片方だけが原因で職場不適応になるということはほとんどありません。「職場要因」や「個人要因」の片方だけで判断するのではなく、複雑に絡み合った状態であることを把握しておく必要があります。また、対応方法の考え方も両者を意識することで違ってきます。

　ここで、「職場要因」と「個人要因」の発症に関わる関与度の大きさで、さらに「中核群」と「ドロップアウト群」に分けることにします（図2-5）。「職場要因」が「個人要因」より原因として大きければ「中核群」、逆に「個人要因」のほうが原因として大きければ「ドロップアウト群」と定義します。

　なお、高度経済成長からバブル期までは「中核群」が多い傾向にありました。しかし、バブルがはじけて不況に陥り、グローバル競争が広まって以降、「ドロップアウト群」が増え続けています。それぞれの対応のコツは第3章で扱います。

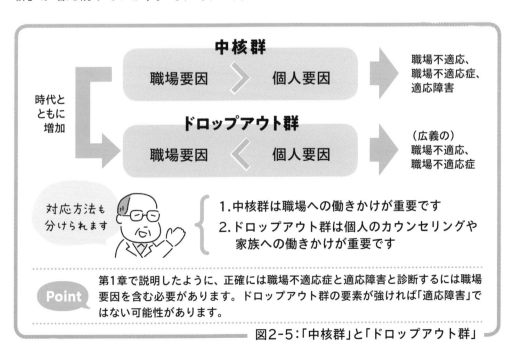

図2-5：「中核群」と「ドロップアウト群」

事例 中核群に分類される青木さん（46歳男性）

　青木さんは有名大学卒業後、大手メーカーに就職しました。性格は几帳面、真面目で社会達成欲求の強いタイプです。妻と２人の子どもがいます。

　３年前に、本社営業部次長から福岡支店長へ抜擢に伴う配置転換になりました。今まで、転勤は４回経験し、いずれも家族同伴でした。長男の大学受験が間近にせまり、２年前にマイホームを建てたばかりということもあって、本人の意向で単身赴任となりました。

　青木さん自身の考えでは２年間の支店長生活後、部長で戻ってくるつもりでした。しかし半年を経過しても営業成績は上がらず、その後も陣頭指揮を頑張って取り続けたことにより心身の過労状態に陥っていきました。この時、実績を上げようとした部下がトラブルを起こし、その後のフォローもうまくいきませんでした。その頃妻から、長男の大学受験について困っているという電話がかかるようになりました。

　単身寮へ帰っても、グチを聞いてくれる人はおらず、酒量が増え帰宅時間も遅くなり、生活のリズムが乱れていきました。少し前から胃痛があり、内科を受診すると十二指腸潰瘍と診断され、不眠にも悩まされるようになりました。

　朝、起きるのがつらくなり、職場に近づけば足取りが重く、冷や汗が流れ動悸がするようになりました。会社に入れずUターンし、公園で１日を過ごすようになりました。

事例のポイント　会社側からすると一見、体調や家庭の問題（個人要因）で出社できなくなっているようにも見えますが、主な原因は適性がない配置転換（職場要因）がきっかけになっています。解決には、職場要因からアプローチする必要があります。ただし、ここではわかりやすい例を挙げていますが、実際はどっちが原因か迷うことが多いです。

事例 ドロップアウト群に分類される鈴木さん（27歳男性）

　鈴木さんはメーカーの経理部に勤務して９年目。性格は真面目ですが、消極的で親からは過保護に育てられました。

　昨年４月の異動で、神戸支店に配置転換となりました。今までの職場は周

囲の人が助言や指導をしてくれましたが、社歴が長いので新しい職場での仕事は本人に任されました。しかし、思うように業務を進められず、1人で悩んでしまいました。現在は独身寮に住んでおり、帰っても話し相手がおらず、自室にいることが多くなりました。

　風邪をきっかけに3日間休んだところ、出社するのが憂うつになりました。その後、出社したもののボーっとして仕事でミスが出たことをきっかけに、その翌日から出社への不安が高まり起床できなくなったのです。

事例のポイント　　過保護気味に育てられた影響（個人要因）から、仕事に悩んだときにうまく相談できなかったことに原因があり、結果的に引きこもってしまったと考えられます。

　この場合、仕事の配置（職場要因）を変えるだけでは根本解決しない可能性があります。アプローチするには鈴木さんの話に乗ってあげることから始めるのが良いと考えられます。

事例　ドロップアウト群に分類される工藤さん（47歳男性）

　工藤さんは高校卒業後、現在の販売会社に就職して30年になります。総務や資材、経理部門として各支店を異動してきました。性格は消極的で、対人緊張の強いタイプです。

　昨年から職場のOA機器に10億円の最新システムが導入され、経理や受付業務の多くはそのシステムで行うようになりました。研修会も数回行われ、若者の多くはすぐにマスターできましたが、中高年者は操作に慣れるまで時間を要しました。実用には見切り発車の要素もありました。

　翌年4月に、工藤さんは経理業務のほかに、受付業務にも従事することになりました。最新のシステムを使ってまとめて仕事ができるようになるはずでしたが、彼は昔から機械操作が苦手であり、逆に仕事に時間がかかったのです。ある時、「早くしてくれよ。ドンクサイ」といわれたことがきっかけで、仕事への不安や恐怖が高まり、出社困難になりました。

事例のポイント　　こちらはシステム操作が苦手であること（職場要因）が主な原因のようにも見えますが、まったく操作ができないわけでは

なく不得手なだけなので時間をかければ解決できる可能性があります。問題は、焦らされるとミスを招き、失敗を責められることを極端に嫌う個人の性格（個人要因）が大きいため、個人に対する周囲の理解で対応することが理想的です。ただし、実際に直面すると原因を見誤る可能性がある事例です。この場合、工藤さんからの信頼を得て、本音で話してもらって初めてわかることといえます。

マコトのひとコト

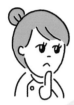

結局、中核群とドロップアウト群の分類って
どう活かせばいいんですか?

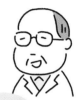

この分類は解決法を見出すために必要な考え方なんだ。
たとえば、相談者の話を聞いて、「職場要因」と「個人要因」をピックアップして
単純に数が多いほうが原因と思ってしまいがちになる。
だけど、因果関係は聞き出した話の数とは一致しないことも多い。だから、
根っこがどこにあるかを見つける考え方として、この分類を覚えておいてね。

4. 適応障害 ── 早期発見の手がかり

適応障害を早期発見するためには大きく分けると、1.本人から聞き出す、2.周囲の人に気づいてもらう、の2パターンしかありません。それでは順に見ていきましょう。

A. 本人が見いだせるストレスサイン

> **事例** 肩こりに悩まされている植山さん（23歳女性）
>
> 植山さんは経理課に所属し、几帳面で、人前で緊張しやすい性格と自覚しています。日頃、前かがみの姿勢で書類作成やパソコンの操作が続いていました。決算期が近づくと多忙を極め、「重要書類はミスなくきっちりやらないとと思うと、つい力が入っちゃう」と感じていました。
>
> 毎日、午後になると肩こりがひどくなり、気になって仕方がない状態が続き、帰宅後、クイックマッサージなどに通っていました。入浴や肩こり軽減のため市販薬なども一時的には軽減するものの、持続的な効果は得られませんでした。

⚠ 事例のポイント 肩こりはデスクワークの人で多くみられます。ストレスのサインであり、持続すると心身の病に発展することがよくあります。肩こりの発生には、ストレス、緊張しやすい性格・体質などが関与しています。肩こりをストレスへの気づきのサインとして、休養、趣味、スポーツなどを通して、ストレスコントロールすることで病気の予防になります。相談者に肩こりを見つけたら、「ストレスが過剰な状態ですね」と伝え、解消する必要があることをアドバイスしましょう。

Point 肩こりはストレスのサインです

事例 嗜好品が増えた中野さん（39歳男性）

中野さんは入社して14年になる営業部課長。若い頃からお酒が好きで、人からは「お酒に強い」といわれています。ただ、接待などで他人と一緒に飲むよりは1人で飲む方がホッとするとも感じています。通常の飲酒量は日本酒で3〜4合位だったのが、1年前に課長に昇格してからはさらに増加していきました。

定期健康診断の結果、産業医から「γ-GTPが120と高いですね。脂肪肝になってしまうので、お酒を控えるように」といわれました。

事例のポイント 中野さんは飲酒量の増加で「嗜好品の増加」、すなわち「生活習慣の乱れ」につながっています。お酒、たばこ、コーヒー、炭酸飲料、お菓子など、「嗜好品の増加」はストレスのバロメーターになり、極端に増える、または減るようなら何かしらのストレスを抱えている可能性が高いです。心の病の早期発見につながりますので、見つけたらフォローしていきましょう。

このように、本人も自覚しやすい症状があると早期発見に結びつけやすく、逆にこれらのような症状がない場合、本人が「もう少しがんばれる」と思ってサインを見逃しやすくなります。面談などでは嗜好品の増減にも注意しておきましょう。

Point 嗜好品の増減はストレスのバロメーター

B. 本人以外が見いだせるストレスサインとシンドローム

［主なストレスサイン］

表2-5は「職場不適応」につながると考えられる要素の一覧です。変化について、主に本人にしか自覚ができないものを「本人」、客観的にもストレスサインと感じられる可能性があるものを「周囲」としています。

知っておいて欲しいことは、本人の自覚以外に、客観的にも気づける可能性が思いのほか多いことです。そして、本人は日常の延長で耐え続けて悪化させてしまうことが多いのですが、実はその過程で職場や家族がなんとなく違和感を察知していたとい

う事実も少なくないのです。にもかかわらず見過ごしてしまうのはなぜでしょうか。おそらく、その違和感を「問題として捉えるべきかどうかわからない」からではないかと思います。ここではその違和感の根拠（日常の変化）を具体的に示しておきます。

表2-5：職場不適応の気づき

日常の変化	気づける人
起床するのがつらく出勤への不安、緊張がみられる状態が続く	本人
無断欠勤、遅刻、早退などの状態が続く	周囲
休日明けの朝がつらく、休日の前日・夕方から気分が楽になる状態が続く	本人
休日の翌日に身体の病気がないのに遅刻や欠勤が多くなる	本人
職場に近づくにつれ動悸が高まり冷や汗が流れたり、足がすくんだりすることが続く	本人
職場で不安や緊張感が持続し、オドオドしている	周囲
職場で無断離席が多くなることが続く	周囲
仕事上のミスが目立つようになる	周囲
仕事への集中力低下が持続する	本人
仕事の意欲が低下するが、趣味や好きなことはできる状態が続く	本人
仕事や会社のことを考えると落ち込んでしまう状態が続く	本人
仕事に自信をなくす状態が続く	本人
「会社を辞めたい」と訴えたりする	周囲
出勤日の前日の寝つきが悪い日が続く	本人
会社や仕事に関する寝言が多くなる	周囲
人事異動後に、元気がない状態が続く	周囲
仕事の内容が変わってから落ち込みやすい状態が続く	本人
家族や友人などに、仕事のつらさを訴えることが続く	周囲

（藤井久和、夏目　誠による）

［ シンドロームは一般の人にも気づきやすい定型症状 ］

職場の雑談

Dさん
営業課のEさんが休職していると思ったら、メンタル不調が原因らしいんです。そういえば、この半年くらい何となく元気がなかったかなとは思うんですが……。

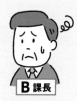
B課長
健康診断は受けているはずだけど、身長、体重とか血液、血圧、尿など体の検査ばかりで、メンタルヘルスの検査はないからね。一応、管理職研修でメンタルヘルスのことにも触れていたけど、正直メンタルの問題の早期発見はむずかしいよね。

Aさん
メンタルヘルスってわかるような、わからないようなって感じです。「心の問題」は体のように測定できないんですかね。

　AさんやB課長が話しているように、メンタル不調はケガや病気と異なり、症状の個人差も大きく、"形"や"数字"として測定できる「物差し」がありません。そのため「メンタルヘルス検診」は難しいのです。ただし、早期発見の「手がかり」ならあります。表2-5も手がかりといえますが、「職場不適応になりそうかも？」と意識して疑っていないと見逃してしまう、やや難易度の高い手がかりでした。しかし、一般の人にももっとはっきりと「おかしい」と気づきやすい「手がかり」になるのが「シンドローム」です。有名なシンドロームを以下にあげます。いくつイメージできるでしょうか？

- ●サザエさんシンドローム
- ●ホウレンソウシンドローム
- ●人事異動後シンドローム
- ●朝刊シンドローム
- ●午前3時シンドローム
- ●身だしなみシンドローム

　比較的、最近提唱されたものもありますが、昭和のころから知られているものもあります。令和となった現代でもよく見られる代表的なシンドロームたちですが、これらを一言でいうと「いつもと違う感じの持続」とまとめられます。ここでは有名なシンドロームをきっかけに職場不適応を見つける方法を考えていきます。

事例　取引先の見極めに失敗した山田さん（38歳男性）

　山田さんはメーカーの営業部長として着実に実績を重ねてきました。ある時、得意先のＡ社とＢ社から同時期にコストも性能も類似した商品の取引をもちかけられました。どちらの取引先も個人的にも恩があったものの、泣く泣くＡ社を選びました。ところがその後すぐにＡ社が社会的不祥事を起こし倒産。山田さんはＢ社に泣きつくも、予想通りけんもほろろの対応でした。会社からは「仕方がないこと」と慰められていました。

　そのことがあってから、週末は楽しめるものの、日曜日の夕方にある「サザエさん」の終わりが近づくにつれ、仕事のことが一気に頭をよぎり不安を掻き立てられるようになりました。

　寝つきが悪く、朝の気分もすぐれず、習慣だった新聞を読むのも面倒になっていきました。このような状況が1か月ほど続いたため、家族も気にかけて少し休むよう勧めました。

事例　仕事のOKがなかなか出ない若手の広岡さん（24歳女性）

　広岡さんは地方自治体の公務員として勤務2年目。仕事の進捗状況をこまめに上司に報告し、わからないことはそのままにせず、相談していました。しかし、書類作成では上司のアドバイスを受けて自分なりに工夫して頑張っていたものの、なかなか上司の承諾が得られませんでした。くり返される修正の指示に自信を無くしていき、広岡さんは上司への報告、相談がだんだんできなくなっていきました。

　上司は広岡さんからの「報告」「連絡」「相談」がない状態が続いたので、「大丈夫？」と話しかけたところ、「仕事に自信がありません。夜も眠れないんです」との発言に「メンタル不調」があると感じました。産業医への相談を勧めたところ、「うつ病」の疑いで専門医を受診しました。

！ 事例のポイント　　山田さんの事例では、早期発見の手がかりである「サザエさんシンドローム」の徴候が見られます。家族が早い段階で違和感に気づいたため、有休で休養をとることで回復しました。このように早期で発見されたことで、いわゆる「半健康」状態の段階で対応することができました。

広岡さんの事例では「ホウレンソウシンドローム」（違和感）に気づいた上司が適切に対応し、受診に結びつけることができました。産業医の面談と専門医の診察結果からうつ病と診断され、精神科受診、休養加療となったのです。重症化して出勤できなくなる直前の「障害・病気」の水準にあったといえます。

> **Point** 人には「健常」、「半健康」、「障害・病気」の水準がある

　図2-6に「障害・病気」になるまでのメンタルヘルスの連続性を示しました。「障害・病気」に至るまでに「半健康」な状態があります。この時点で気づくことができれば、休養を取り、気分転換などで「健常」に戻れる可能性があります。
　ちなみに、筆者の経験では、組織に人が10人いればだいたい6人が「健常」、3人が「半健康」、1人が「障害・病気」水準にあることが多いように思っています。

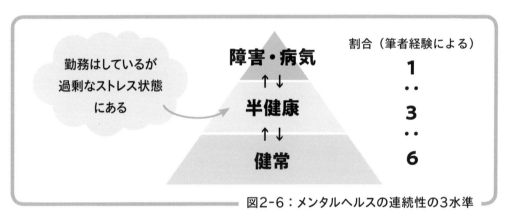

図2-6：メンタルヘルスの連続性の3水準

[シンドロームの種類]

●サザエさんシンドローム

　日曜日の夕方、午後6時半にサザエさんが放映される頃になると、仕事や会社のことが頭に浮かんできて、笑顔や口数が減ってくるのがポイント。それまでは好きな趣味を楽しめているので、ギャップで周囲も気がつく可能性が高いです。私は「明日から仕事症候群」ともひそかに呼んでいます。「休日明けの朝はつらそう。そして金曜日の午後から夕方にかけて気分が明るい」様子が強くみられるのが特徴です。

●朝刊シンドローム

　笠原嘉博士が提唱したシンドロームです。現代では若者を中心にあまり新聞は読まれなくなってきていますが、習慣の問題ととらえてください。毎朝、新聞を読んでいた人が、ストレスで気力が低下すると、まず"見出し"しか頭に入らなくなり、症状が進むとやがて新聞を読む気力すらなくなってしまう状態をあらわしています。

　ストレス病の多くは、夕方から帰宅時には気分が回復するので、夕刊は読めます。この差異が重要で、テンションの違いに周囲が気づく可能性があります。

●午前3時シンドローム

　寝付きはいいものの、夜中の3時ごろに目がさめてトイレにいき、「さあ、寝よう」としても仕事のことで悲観的な考えが頭に浮かんで、寝付けなくなります。「大事な会議や折衝があるから万全の体調で臨みたい。寝よう！寝よう!! 寝なければ!!!」と思えば思うほど眠れない状態になります。翌朝、寝ようとした必死の努力で疲れが出て、しんどくなります。家族がいれば、そのような様子に気がつくかもしれません。どちらかといえば責任の重い仕事をしている部長や役員によくみられます。

●人事異動後シンドローム

　精神科医の笠原嘉博士が提唱したもので、「人事異動後3か月間は、ストレス病が発症しやすいハイリスク期間と考えて、対象者に配慮をしてほしい」と提案しています。事実、筆者の所に受診した人は、異動後3か月目以降の人がほとんどです。

●身だしなみシンドローム

　笠原嘉博士が提唱したもので、女性に顕著です。ストレスが蓄積してくると、外出時に必ずしていた化粧をする気がなくなったり、着ていくファッションへの関心が低下したりすることがあります。身だしなみに、ちぐはぐな感じやだらしなさが出てきたら、そのサインかもしれません。

●いつもと違う感じの持続

　産業医の河野慶三博士が提唱したシンドロームの一種です。社員がいつもと違う言動や行動をするようになった時は要注意です。たとえば、仕事のミスが増えたり、無断欠勤したりするようになることがあります。それが数日で収まるならともかく、1〜2週間以上続くようであれば、問題が隠れている可能性があります。

> ストレスチェックしかできない。

　メンタルヘルスはまだまだ、未確立な領域です。そのため、早期発見の手がかりは、対象者へのさりげない観察を持続的に行うしかありません。今はこれが限界でしょう。
　つまり、「メンタルヘルス検診」は現状難しいことが明らかになったため、「ストレスチェック制度」ができたのです。ストレスなら、ある程度の把握ができるからです。

5. 管理職の役割

A. 管理職なら知らなければいけないラインケアの重要性

　メンタル不調者を健康な状態に戻すには、なるべく早い段階でケアするのが大事ですが、職場不適応に関しては家族よりも職場の方が気づける可能性が高いです。そのため、厚生労働省も上司が部下の「いつもと違う感じ」を見逃さないよう、上司が部下を見守る「ラインケア」を推奨しています。

　産業医にとって、管理職とのコミュニケーションは特に重要です。そこから職場不適応症の予防、早期発見につながる可能性があるからです。上司の役割の1つには部下の「不調」に気づくことが含まれます。安全配慮義務があるからです。また、メンタル不調者を出さなければ円滑に仕事を回すことができ、ひいては会社を守ることにもつながります。この点についても、管理職とのコミュニケーションの中でさりげなく触れておくと良いでしょう。また、上司は部下の異変に気づくことも重要ですが、まず自身も安全配慮義務について熟知している必要があります。上司自身が部下を職場不適応症にさせる原因（ハラスメントなど）になることもあり得るからです。

B. 産業医や産業看護職につなげることが大事

　管理職の人には「症候群」を意識、把握してもらうようにし、部下の異変を感じた時には声をかけてもらうことが大切です。ストレスサインを感じたら産業医に面談するようにしてもらいましょう。その結果、何もなければ良いでしょう。仮にうつ病であったとすれば、早急な対応で自殺を防げる可能性もあります。

　このように、上司は部下に気になることがあれば産業医や産業看護職（職場で働く看護師や保健師）につなぐことがポイントになります。それだけでも一定の目標は達成できたといえます。

　特に部下が「うつ病」だった場合には、自殺の可能性もあるので早急な対応が必要です。症状が適応障害に似ているため、混同されがちですが「うつ病」のほうが重い疾患です。うつ病の事例解説については、第4章で解説します。

6. 病気休業中の人がいる職場や家族などの役割

産業医面談

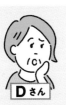

Dさん
病気と診断された夫が1日中家にいるので不安なんです。家ではいつもと変わらないように見えるんですが……。

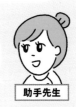

助手先生
「職場不適応症」は休みの間は元気に見える「病気」なんですよ。だから休養が必要です。

Dさん
でもいつ治るかわからないし、経済的にも厳しいから早く職場復帰してほしいと思っているんですけど……。

助手先生
まあ焦らないでください。ご家族の理解が大切なんです、見守ってあげてください。

Dさん
そうですよね……（怠けているようにしか見えないんだけど……）

助手先生は家族の気持ちが理解できていないようですね。
Dさんは夫を病気だと納得しきれていない節があります。

「悪い対応」と「良い対応」

　産業医はメンタル不調者の家族と直接お話する機会があります。家族の理解は絶対に必要なものですし、サポートしていく上での役割もとても大きいものです。対応には「悪い対応」と「良い対応」があります（図2-7）。「良い対応」というのは実は簡

単では無く、どちらかといえば「悪い対応をしないこと」を意識したほうが良いかもしれません。

　また、職場不適応症は「病気である」との理解が基本です。しかし「体の病気」のように熱や咳などの症状がないので、つい「怠けているのではないか」、「精神的に弱い。鍛える必要がある」と思われがちです。医師が「病気である」と診断を下しているわけですが、本当に病気なのかと疑われることはよくあることです。家族にも「これは病気である」と説明できる機会はあまり多くありませんし、改めて説明をする必要があるのかと感じられる読者もいるかもしれません。しかし、とても重要なことなので覚えておいて下さい。大事なことは２度でも３度でも伝えておくべきなのです。また、最初は病気と理解できていたものが経時的に不安といらだちが湧いてきて変化してくることもあるので、注意が必要です。

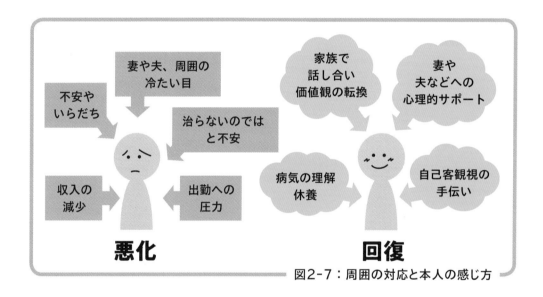

図2-7：周囲の対応と本人の感じ方

［「家族の焦り」は悪化させる］

　次に、休職中は毎日家にいますので、顔を突き合わせている家族は病気だと思っても、「家事がしにくい」、「早く出勤してほしい」などという思いが、顔の表情や態度に出てしまうことがあります。そうすると本人は焦りを感じ悪化していきます。そのことからも、家族には病気について深く理解してもらうことが大事になります。

［子どもへの説明］

　子どもがいる家庭には、子どもへの説明が必要な場合もあります。そういう時には、ごまかさずに率直に伝えましょう。たとえば、「お父さんは病気だから家でゆっく

り休んで治さないといけないんだよ。お医者さんと治療しているから、お父さんに優しくしてあげてね」と言うのもいいでしょう。

[長期化してもじっくり構える必要がある]

　休養が長期化すると、収入減少が負担になってきたり、終わりのない不安感が湧いてきたりします。そのような時、家族はついお金や会社の心配を口にしてしまいがちです。本人にはそれが圧力をかけられていると感じられることがあります。そうすると、居場所をなくし、最悪の場合、自殺に追い込むこともあるので絶対に言ってはいけないことと周囲は肝に銘じておく必要があります。また、職場不適応症は家族のサポートがあれば良くなる病気であることを、家族にはあらかじめ充分に伝えておきましょう。なお、収入については社会保険や公的機関などの支援制度もあるので、アドバイスしても良いでしょう。

マコトのひとコト

さっきはご家族を安心させられなくて反省しています……。

でも、助手ちゃんだけではなくてよくあることなんです。頭でわかっているつもりでも実際は難しい。

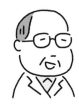

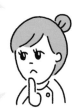

勉強したことをそのまま伝えてしまいました。

病気のしんどさは本人しかわからないのも事実ですが、家族の心情は本人ほどじゃなくても揺れている可能性が高いです。よくある病気であること、焦りが一番よくないこと、長期化することもままあることを丁寧に説明するよう心がけてくださいね。

助手ちゃんからのインタビュー！

テーマ2

中高年者へのアドバイスをください！

助手ちゃん：夏目先生！　中高年になってくると、「疲れやすい」、「昇進や配置転換で責任が増える」、家庭では「子どもの受験」、「親の介護」、「自身の病気も心配」みたいにストレス要因が多くなってくるので、産業医としては見逃せないところですね！

夏目先生：そうだね。悩みは増えこそすれ、減らないから困るよね。若手社員とも話が合わなくて愚痴も増えるし（苦笑）。

助手ちゃん：先生と私は大丈夫ですけどね！　けど、どの企業も年齢分布の大半が中高年になりますよね。ストレス対策はどうすればいいのでしょうか？

夏目先生：職場のことはともかく、個人の問題は根本的解決が難しいよね。僕は生活の基盤を安定させるために以下の「3つの助言」をしているよ。
①まずは慌てず、温泉旅行など休養を取ると共にリフレッシュしてください。②最近3年間の家計を配偶者と一緒に見直してください。目標は現在の収入の8割で生活ができるようにすること。すぐには無理でも2年間くらいかけてみましょう。③最後にブレスロー博士が唱える「7つの健康習慣のうち、5つ以上実行してみましょう（巻頭p.vi）。実行数が多いほど、病気になる頻度が減り、寿命が延びるといわれています。

助手ちゃん：3つの助言、すぐできますね。具体的でアドバイスしやすいです。

夏目先生：なにより自身の健康維持を心がけてもらおうね。まずはそこからだ。

助手ちゃん：はい！　ところで健康はわかるんですが、②の節約は盲点でした……。

夏目先生：これもすごく大事だよ。リストラ不安への対策だよね。

助手ちゃん：いざというときの備えができていれば、急なことにも対応する余裕ができて不安が減るということでしょうか？

夏目先生：その通り！　それに補足すると、中高年者も若い時は安い給与で長時間働かされ、40代で管理職になっても給料が上がらず、「グローバル競争だ、IT革新についていけ」といわれ、あげくはリストラの対象になっていく。特に就職氷河期を経験している「これからの中高年者」は「割に合わない不条理な環境に置かれている世代」。不安と隣り合わせに過ごしてきた心情を理解しておかないといけない。その分、我慢強い人も多いし、経験もある。企業は、安易に切り捨てるようなことはしないでほしいし、中高年者も開き直らず若者の意見を聞きつつ、常に柔軟にスキルアップを目指せるようにしないといけない。逆に企業や若者に頼られる中高年を目指してほしいと思う。

第3章

対応のコツ

1. 職場不適応症は中核群と
   ドロップアウト群に分けられる

2. 中核群への対応

3. ドロップアウト群への対応

1. 職場不適応症は中核群とドロップアウト群に分けられる

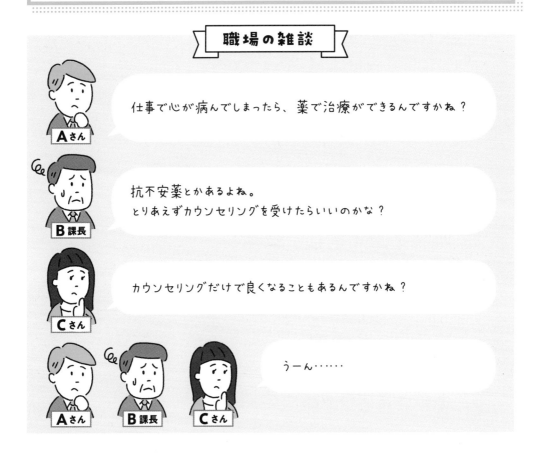

職場の雑談

Aさん：仕事で心が病んでしまったら、薬で治療ができるんですかね？

B課長：抗不安薬とかあるよね。とりあえずカウンセリングを受けたらいいのかな？

Cさん：カウンセリングだけで良くなることもあるんですかね？

Aさん　B課長　Cさん：うーん……

　職場の雑談のように、心の病の治療についてはなかなか詳しい人は少ないですよね。まず、第2章で説明したように、職場不適応症は職場要因と個人要因の大きさの違いで中核群とドロップアウト群の2つに大別でき、それぞれ治療のアプローチが異なります。本章では両者への治療・対応について説明します。

2. 中核群への対応

職場不適応症の原因が「職場要因＞個人要因」の関係にあるのが中核群です。ここでは「中核群」への対応の仕方について解説します。

事例 **エリートの苦悩、高田さん**（44歳男性）

　大学卒業後、現在の会社に就職して勤続21年、現在は総務部総務課長としてかなりの実績を上げており、周りからは仕事のできる「エリート」としてみられていました。

　22年目を迎え、高田さんは同期のトップを切って企画部次長に抜擢されました。周囲からは「さすがだ」という声が聞こえていました。ただ、会社の売り上げが伸び悩んでいる時期でもあり、売上拡大策の期待がかかった企画案の作成、事業見直しに関するリストラ案の作成に加え、会議や対外折衝も増えました。企画部に移って3か月間、毎月超過勤務時間が100時間を超えていました。休日出勤も多く、ほとんど休みはありませんでした。

　1年をめどに売上の結果を出さなければなりませんでしたが、肝心の企画案は開発部と製造部との間で利害が衝突し、調整がなかなか進みませんでした。その数日後に企画部長から「僕の責任になるから、ぜひとも良い企画案を出してほしい」とハッパがかかりました。

　高田さんは家に帰っても口数が減っていき、特に趣味もないので自室にこもりがちになりました。その年の7月ごろから中途覚醒や早朝覚醒で不眠の症状があったといいます。いつも読んでいた朝刊も読まなくなり、出勤時の表情も日に日に曇っていきました。妻は心配しましたが、見守るしかありませんでした。9月に入ると唐突に高田さんは「退職願」を出しました。

　ここで初めて会社が慌てて産業医に相談しました。

A. 事例解析

［ 個人要因 ］

　高田さんは企画部に異動してすぐの3か月間、毎月時間外労働が100時間を超える長時間労働を続けています。企画部次長への昇進は同期トップですから周囲の羨望の中で仕事をしなければならないプレッシャーもあったことでしょう。それに応えようとする真面目さと熱心さが読みとれます。

　もう1つ注意したいのが、出世の早さと真面目な性格から、社会達成欲求の強さと熱中性という特性を疑うべきです。仕事一筋の人生観（会社人間でもある）が根付いてしまっている可能性があること、また特に趣味がないということなので、気分転換ができなくなってしまっていたと推測できます。

［ 職場要因 ］

　成果が出ていないことと長時間労働が重なっていることから、ストレスが絡み、過度な蓄積疲労状態に陥っていることが推測できます。しかし、高田さんは過労状態にあることを誰にも相談できないまま、無理を重ねていたことで、「適応障害」に陥ったと考えられます。

　職場関係者の無理解が高田さんを追い込み、今回の適応障害発症の最大要因になっていると考えられます。高田さんの3か月におよぶ100時間超えの時間外労働について、おそらく見て見ぬふりをしています。というのも、高田さんのこれまでの活躍ぶりから「任せておけば大丈夫」という根拠なき放任と、「無理をさせても結果が欲しい」という会社の思惑が考えられます。もしかすると出世に対する嫉妬もあったかもしれません。

　彼が「過剰ストレス状態」になった時、上司によるサポートがないどころか、励ましや檄が飛ぶなどをして、彼を追い詰めています。最悪の対応です。

開発部と製造部の利害に挟まれて企画がまとまらないとか、
人に恨まれかねないリストラ案とか、相当苦労したでしょうね。
これは明らかに中核群って感じですね。

そうだね。ストレスサインとして3か月にわたる長時間勤務があったのに見過ごしてしまったのは大きな問題だね。すごくわかりやすい事例だったと思うけど、実際もこのレベルですら問題がたくさん起こっているから、複雑な事例ばかりに気を取られないように気をつけてね。

B. 治療の開始 ── まずは「地ならし対応」を

　まず治療対象が軽症であれば内科やかかりつけ医に、一方重症であれば専門医への受診を勧めるといいでしょう。わからないときは迷わず専門医への受診を勧めるのが安心です。

　それでは実際の治療がどのように行われているか説明していきます。主治医の先生と産業医がそれぞれ理解して治療にあたっていくことが重要です。

①まずは「危機的状況にある」ことを伝える必要がある

　治療の第一歩は、職場や家族に本人の状態を伝えることです。「出勤したくてもできない」のであり、「病気である」という診断が下ったということは決して症状は軽いものではないということをわかってもらう必要があります。また、患者は「怠けている」「根性がない」と思われることを一番恐れており、周りの理解がなければ回復には至らないと思って良いでしょう。また、出勤への圧力は症状を悪化させるだけでなく、辞表の提出や自殺企図などの衝動的行為を誘発しやすい点も説明が必要です。

②「治る病気」であることを強調する

　反面、治療を受ければ「治る病気」であることを理解してもらうことも重要です。この一言で、当事者はもちろん、職場関係者や家族も安心し、サポートする意欲が増していきます。

③「ストレス源の職場」から離す（環境調整）

　次にストレスになっている職場から離すことです。これを「環境調整」といいます。原因となっている職場から離すと、葛藤やストレスが減り、少しずつ落ち着きを取り戻していきます。

④診断がついたら抗不安薬や睡眠導入薬を処方してもらう

　診断がついたら初回の受診から抗不安薬と睡眠導入薬を活用していくのが良いと思います。薬物療法により、不安・緊張・焦燥の症状は緩和されていくとともに、「会社に行かなくて良い」という安心感からよく眠れるようになるはずです。

　服薬から数日間は10時間以上の睡眠がとれることもよくあります。これは今までの過労から身を守る防衛本能がはたらいているものと考えられ、その後、軽快していくことが期待できます。

ここまでが地ならしで、心の安定を取り戻すことを最優先にします。「病気について周りの理解」「治る安心感」「環境調整」「薬でフォロー」という、一連の流れが基本中の基本になります。地ならしがしっかりできて初めて「カウンセリング」に移ります。

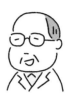

C. カウンセリング

　「地ならし対応」を行い、症状が軽快して患者が落ち着いた時点でカウンセリング（系統的精神療法）を開始します。「系統的」とは、カウンセリング理論に従い、順次行うものですが、理論の詳細は成書にゆずります。

　ここで注意してほしいのは、状態が悪いときにはカウンセリングを行わないということです。精神療法で「自分と向き合う」には、エネルギーと安定感が必要です。地ならしが済んでいないと、不安・焦燥症状が強く不安定な状態にあるはずなので、もし行えば、症状を悪化させ逆効果になり得るからです。

> **Point**　地ならしが済んでからカウンセリングを行うこと

　カウンセリングのテーマは、"自己の性格や価値観、職場ストレスへの気づき、どう対応するか"が中心となります。以下にカウンセリングの概要を記しておきます。実際には専門医に任せることになるので、ここでは俯瞰できるようにしてください。

①カウンセリングの概要

[性格と価値観]

　患者が自身の性格を把握することからはじめます。まず性格について自分で思っていることを述べてもらうと共に、治療者からの「問いかけ」を通して性格特徴を明らかにしていきます。また、「投影法」などによる心理検査の代表的なものとしてロールシャッハ、バウム検査などを行います。患者が自覚していない自分自身の心境を客観的に見つめ直すための一助とすると共に、改善の助言をするために活用します。

　高田さんの事例のように対象者の大部分は、「仕事人間」や「会社人間」です。まず、「仕事一筋の価値観が悪いというのではない」ということ、対象者の生きざまを一定ラインで肯定します。その後、「仕事には定年があるが、家庭生活（多くは配偶者と2人の生活）は死ぬまで続きます。20年以上ある定年後の生活を考えると仕事一筋で過ごしていくことができるでしょうか？」というように、配偶者との「心の絆」について内省させるなど、価値観の比重をスライドさせる方法がよく用いられます。

[ストレスへの気づきの援助]

　彼らの多くはストレスへの気づきがなされていないか、それを無視して頑張る人です。最近3か月から1年間における「生活上の変化」について振り返ることから気づきのきっかけを探ります。特に職場関連のストレスについては、具体的な問いかけに答えていく過程からストレスの克服ができるようになっていきます。問いかけの内容は職場に限らず、家庭生活や個人の出来事なども併せて尋ねていきます。

> ストレス源として意識下に抑圧されていた出来事を、問いかけを通して徐々に想起させます。落ち着いて考えれば、そのストレスと向き合っても問題が無いことを意識させられます。自己の客観視をしやすいようにサポートをしながら慌てずに進めていくことが大切です。1つ1つ整理しながら進めていきます。これがカウンセリングの流れです。

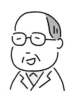

②どう対応すれば良いのか ＝ 3つの理解

　自己と向き合い、振り返ることができるようになったら、治療者は次のような内容を問いかけていくことになります。

- 会社に戻ったあと、職場に適応していくためにはどうしたら良いとお考えになるでしょうか？
- ストレスにはどう向き合っていけば良いでしょうか？

　まず、当事者の意向を聞きます。もとの部署に戻ることを希望しない場合、どこの部署で働きたいかなども検討します。

　カウンセリングによって、患者が自身の性格や価値観を知り、ストレスの原因に気づき、治療者のアドバイスから適応パターンをイメージできるようになっていきます。ではカウンセリングでそれらを理解したことでそのまま復職できるのでしょうか。もちろんそれだけでは難しいでしょう。そこで、図3-1に示した「3つの理解（ステップ）」がポイントになります。

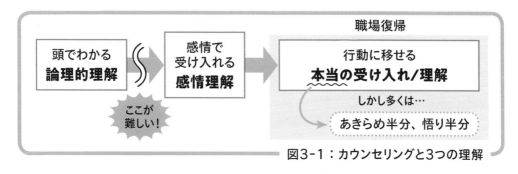

図3-1：カウンセリングと3つの理解

［論理的理解］

　カウンセリング後、当事者の最初の反応は「理屈は理解できます」や「頭ではわかります」と口をそろえたようにいいます。しかし「論理的理解」だけでは、人は行動できないのが現実です。実際、職場復帰の時期が迫ってくると、不安が増し、「論理的理解」だけでは不安になってきます。

［感情的理解］

　まずは心が受け入れられないとしても論理的理解として、「こうすれば良いのだという方向性を探し、職場復帰できる流れが見える」というアウトラインを描くことが大事です。さらに筆者の場合、次のように補足します。

　「頭でわかることと、あなたの感情・気分が本心で納得できる状況までは、かなりの距離があるので時間がかかります」

　「論理的理解で描いた軌道に乗るために心が納得できない障害が何か、この障害を『乗り越えられる』と納得できる方法・手順を見つけるには時間が必要なんです」

　ここまで説明すると、彼らは「そうです」、「そう、そう、そうなんだ」と頷きます。

　また、「これから復帰まで時間があるので、『職場復帰のリハビリ』をしていきましょう。この過程で納得できる方法を見つけられる方が多くいらっしゃいます」と説明すると、スムーズにリハビリに入れることが多いです。

［「あきらめ半分、悟り半分」の心境］

　復職までの過程については、「感情的理解」の項や図3-1で示したように、頭でわかることから感情（心）で納得できるようになるまでかなりの距離があり、時間もかかるのが現実です。筆者の場合は、職場復帰後、「日々の業務をたんたんとこなしてみませんか？　上司はあなたのことを理解してくれているので次第に慣れていくはずです」とアドバイスすることが多いです。それで本当に良くなる人は3人に2人くらい、残りは「あきらめ半分・悟り半分」で、「それなりに適応」しているように思います。すべて思い通りにしていくことは極めて難しく、病気の再発さえしなければある程度「あきらめ」も必要でしょう。

　ある患者の言葉を借りると「私だけでなく職場ストレスで悩む人は多いです。しかし今の会社で働くメリットが大きいから、我慢してあきらめるのも仕方ないかなって割り切りました。原因がわかったのでそれでいいかと思うことにしました」というように、「あきらめる」というネガティブな思いがある半面、「働けることのメリット」と「何が自分を苦しめていたのか」を悟ることで日常に戻れる人もいます。特別なことではなく、そういう人も多いということです。

D. 産業医の役割

　ここまで主治医に患者を紹介した後のことを述べてきました。当然、「主治医」と「産業医」の役割は異なります。「主治医」は医学的治療が中心になりますが、「産業医」は職場側にも働きかけ・調整と職場復帰の判断がポイントになります。本項ではこの点について説明していきます。

①職場関係者への治療的助言

　たとえば事例の高田さんのように、企画部のリーダーとして職務適性が見られないケースがあります。その場合、産業医は直属の上司などに職務適性にあった元の部署やその他部署に配置転換を勧めたほうが良いでしょう。これを「治療的配置転換」といいます（筆者の恩師、藤井久和博士が提唱したもの）。これにより職場関係者の配慮を得て実行されれば改善するケースが多数確認できています。産業医からの治療的助言としては、治療的配置転換の他に、仕事量・質の軽減、職務の再指導、職場復帰のリハビリなどがあります。

②「治療的配置転換」

　「治療的配置転換」を実行するには職場の負担も大きいですが、改善効果が高いキモとなる手法です。治療上必要であると判断した場合、職場関係者にも説明します。ただし、実施するのは1度限りとし、そのことを本人にも伝えます。治療的配置転換の条件、方法、対象者、アセスメントは表3-1にまとめました。

表3-1：治療的配置転換の流れ

条件	主治医と産業医で職場要因を検討し、「治療的配置転換が必要」と判断した場合には人事および管理職に要請する
方法	・配置転換は一度に限る ・対象者の配置希望先を第3希望程度まで確認する
対象者	・明らかに職務の適性がない人　・ハラスメントの被害者　・その他
アセスメント	・配置先の職場でもうまくいかない場合は中核群ではない可能性があるので、個人要因を中心に原因を見直していく

③「配置転換」の簡易版「配置換え」なら対応しやすい

　配置転換は効果的であることが多いですが、人事異動になります。対象者が異動す

る代わりに他の人も異動しなければならなくなることもあります。辞令などで手続きも大変です。

　そこで所属長の判断でできる「席替え」や「階の移動」などの「配置換え」なら限定的ですが効果があります。簡易的ではありますが、対人葛藤の事例では「配置換え」で対応しても効果があることを実感しています。辞令なども不要で、「腰が悪いから階下に移動することになった」など、他の人に角を立てず適当な理由をつけやすいメリットもあります。

④リワーク（リハビリテーションプログラム）

　リワークとは職場復帰のためのリハビリテーションプログラムのことで、return to workの略です。最近ますます重要度が増してきました。リワーク卒業者は病の再発率が大幅に低下するという報告もあります。また、多くは産業医の指示により実行することになります。リワークを行う場所は主に、職場（リワーク制度のある）、障害者職業センター、医療機関の3か所があります。最近では就労移行支援事業所でも行われています。

　職場リワークはかつて「仮出勤」と呼ばれた方法で、1か月間を目途に行います。実際、職場に出勤し、仕事に準じた作業をする方法です（通常の仕事ではない）。リハビリ時間は午前中勤務形式からスタートし、午後3時、フルタイムとステップしていくことが多いです。

　障害者職業センターは各県に1か所以上設置されており、リワークへの参加費は無料です。ただし、医療機関とは異なり、心の病を回復させるプログラムにはなっていません。

　医療機関が行うリワークでは、一部自己負担はありますが健康保険が使えるデイケア形式で行われます。午前中からスタートし、午後3時頃までが多いようです。

　リワークの内容は、集団学習、討論会、体力増強プログラムなどがあります。

マコトのひとコト

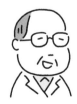

リワークを受ける施設ごとの違いってあるんですか？

費用、身につけられるスキルの条件で、それぞれメリット・デメリットがあるんだよ。あとはプログラムの期間が企業の場合1か月、職業センターと医療機関は3〜6か月くらいになるところが多いね。

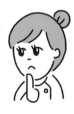

第3章　対応のコツ

3. ドロップアウト群への対応

人事との対談

たびたび体調を崩して休職されてしまうとお困りとのこと、よくわかります。

夏目

B課長
職場としてもできる限りのことはしたいんですが、くり返し体調を崩す人はどの部署も引き受けてもらいにくいんです。
配置転換も難しいんですよ、特に役職になってしまうと……。

役職の方には降格をお勧めするのはどうでしょう？
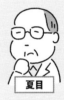
夏目

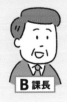
B課長
そうすると年収も下がるわけで、本人も納得するかわかりませんし、うちは降格制度がありませんからね……。

　産業医をしていると人事の方と率直に話し合う機会があります。上記の対談を見てみると、課長の意見は現実的なことを述べているにすぎませんが、厳しい意見のようにも見えます。それだけ対応に苦慮しているということでしょう。実際、簡単に進まないことが多いということです。

　それともう1つ、今回は配置転換でうまくいかない、すなわち「中核群の対応」でうまくいかずに苦労しているようです。職場要因よりも個人要因が主な原因として発症するドロップアウト群の場合、職場要因を改善しても良い効果は得にくいでしょう。

　中核群の場合、職場不適応症・適応障害として診断し、専門医への受診とカウンセリング、同時に職場環境への助言で改善していくことを説明しました。ところがドロッ

プアウト群は個人の性格と同じ数だけ課題が発生するので、一様にはいきません。ただし、本項で紹介する頻出タイプであれば、ある程度共通の対応が可能です。

それでは見ていきましょう。

A. 事例解析

①個人の消極的性格がみられる場合

事例 福田さん（27歳男性）

　メーカーに勤務して9年目。今まで奈良と京都の支店に転勤し、昨年4月からは神戸支店に3回目の配置転換となりました。新しい職場では人手が足りないくらいで、それぞれが忙しそうに働いていました。また、仕事内容はこれまでとほとんど同じですが、道具は個人ごとに用意されず、共有して使用するなど若干の違いがありました。

　配属後、福田さんは席に座っていることが多く、仕事もはかどっているようには見えませんでした。また、上司が福田さんの作業内容の不備に気がつき、さりげなく「気をつけてね」と伝えたのですが、「わかりました」と返事する表情がとても暗く見えました。ある時、風邪で休み、その後連絡が途絶え無断欠勤が続きました。

　会社側はおかしいと思い、産業医に相談することにしました。

Point 受け身的な姿勢

　わからないことを尋ねたいが聞けない性格の人がいます。先輩や上司が忙しそうにしていると気後れして、用事を言い出せずに引いてしまうのです。受動的で消極的な性格の人によく見られます。また、他に忙しそうな人がいても積極的に手伝おうとはしないという特徴もあります。また、「いまさら、こんな事を聞くのは恥ずかしい。これでいいや」と、勝手な判断で仕事をしていくのもこのタイプです。事例でみると、同じ仕事を経験してきているにもかかわらず、忙しい職場で作業がうまく進められていないところにポイントがあります。環境が変わり、道具を借りて良いかなど些細なことが聞き出せず、躊躇していた可能性があります。

Point　指示待ちのマニュアルタイプ

　指示がないと動けない人たちが増加しています。逆にそのような人では具体的な指示があれば行動できることが多く、「指示待ち族、マニュアルタイプ、モラトリアム」などとも呼ばれています。実際、指示があれば良い仕事ができることも多いので、責任を持たせてみて気がつくことが多いです。福田さんの場合、2度転勤していますが、年齢的に若手だったこともあり、これまでは周りも面倒を見て（指示をして）くれていた可能性があります。

　9年目の福田さんに対して、新しい職場では「大丈夫ですか？」などの声かけはしにくいですし、むしろ頼りにしたかったと思います。福田さん自身もそれを感じ取っていたのかもしれません。

Point　仕事のマスターで心は安定する

　「仕事ができないと思われるのが恥ずかしい」という人は多いです。しかし業務マスターこそ、職場における心の安定の基本です。福田さんもわからないことを聞けていれば、これまでと同じ仕事なのでうまくいっていた可能性があります。

> 筆者自身も類似の案件は多数経験してきました。「聞くは一時の恥、聞かぬは一生の恥」ということで、上司にも配慮してもらいつつ、職務再指導で再起できるケースは実に多いです。ドロップアウト群として考え、個人要因を考慮する方向でアドバイスしていくのが良いでしょう。

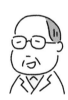

②生活のリズム障害がみられる場合

事例　竹中さん（23歳男性）

　大学卒業後、第1希望であった大手食品会社に就職しました。入社1年目で社内研修後、6月下旬頃から2日連続で無断欠勤をし、その後、勤務していても仕事に集中できていない様子でした。同じことをひと月で3度くり返していました。心配した上司が専門医への受診を勧め、本人はしぶしぶ受診することにしました。

　クリニックでは次のような問答が行われました。

医師「仕事はどうですか？」

竹中「そうですね。どうしたらいいかわからないことがたまにあるんですが、先輩と性格が合わない感じがして聞きにくいと感じています」

医師「まだ入社してすぐですから、大変ですよね」

竹中「正直、思ったよりも面白くないと感じています。第一希望の会社に就職できたのはよかったんですが、期待していたほど華やかなものではなく、泥臭いなと。幻滅感で心の中に空洞があるように感じています。仕事も僕にはあってないんじゃないかと」

医師「なるほどね。会社を休むようになったのは、仕事内容がつまらなかったからですか？」

竹中「それもありますが、実は夜、パソコンやスマホを眺めているとつい遅くまで寝られず、朝起きられなくなりました。起きたらお昼過ぎだったので、会社に連絡するのも怖くなり、そのまま連絡をせず休んでしまいました」

医師「夜、読書に夢中になって寝られないことが私にもあるので少しわかります（笑）。それなら、夢中になれる仕事だったら朝起きられるようになりそうですか？」

竹中「うーん。ハッキリとはわかりませんが学生時代から夜は遅いほうなので直らないかもしれません。あと、給料は良いので辞めたくなくて、このままではだめだと思ってはいるんです」

医師「なるほどなるほど……」

Point 「リズム障害」はドロップアウト群に多い特徴

　このケースでは本人が主治医に話しているように、根本にある原因として生活のリズム障害があります。仕事の良し悪しを抜きにしてリズム障害が治らない可能性があることが問題です。

　この事例で、医師がこの後行う対応を推測すると、「生活リズムと行動記録表」を書いてくるように指示することでしょう。筆者が経験してきたケースでも記録をとることで改善したケースは多いです。一例として表3-2に出勤可能なケースとまだ休職が必要なケースの記録をまとめました。改善目標として重要なのは、起床時間と入眠時間を一定にする点で、生活リズムができると職場復帰に近づけます。特に週始めから活動的になれない段階では職場に戻っても同じことをくり返すでしょう。通院は半年ほど続けられると再発はほとんどなくなります。

表3-2：生活リズムと行動記録表

出勤可能

	月曜	火曜	水曜	木曜	金曜	土曜	日曜
7-9時	起床、食事	起床、食事	起床、食事	起床、食事	起床、食事	起床、食事	起床、食事
10-12時	図書館	公園・散歩	図書館	公園・散歩	図書館	ノンビリ	ノンビリ
1-2時	昼食	昼食	昼食	昼食	昼食	昼食	昼食
3-5時	ノンビリ	パソコン入力	外出	パソコン入力	買い物	ノンビリ	ノンビリ
6-8時	夕食、ノンビリ	夕食、ノンビリ	夕食、ノンビリ	夕食、ノンビリ	夕食、ノンビリ	夕食、ノンビリ	夕食、ノンビリ
9-10時	ノンビリ	ノンビリ	ノンビリ	ノンビリ	ノンビリ	ノンビリ	ノンビリ
11-午前6時	睡眠	睡眠	睡眠	睡眠	睡眠	睡眠	睡眠

休職必要

	月曜	火曜	水曜	木曜	金曜	土曜	日曜
7-9時	睡眠	睡眠	睡眠	睡眠	睡眠	睡眠	睡眠
10-12時	起床、横臥	起床、散歩	起床、横臥	起床、散歩	起床、横臥	起床、横臥	起床、横臥
1-2時	食事、昼寝	食事、昼寝	食事、昼寝	食事、昼寝	食事、昼寝	食事、昼寝	食事、昼寝
3-5時	横臥	横臥	横臥	横臥	横臥	横臥	横臥
6-8時	食事、横臥	食事、横臥	食事、横臥	食事、横臥	食事、横臥	食事、横臥	食事、横臥
9-11時	横臥	横臥	横臥	横臥	横臥	横臥	横臥
12-午前6時	睡眠	睡眠	睡眠	睡眠	睡眠	睡眠	睡眠

色をつけた所がポイントです。週始めの朝と夜を2日続けて規則正しい行動ができるかどうかが見極め所となります。
若手社員を中心に「リズム障害」はかなりの頻度で見られます。学生気分が抜けきらない人やインターネットやゲームに没頭する人に多いようです。自身の行動を記録することで客観視させ、おかしな点を自覚させることが大切です。やがて「社会人とはこういうもの」と徹底できるようになることを目指すのが良いでしょう。

③新しいことへの適応力が落ちてきている中高年者の場合

事例 谷上さん（52歳男性）

　高校卒業後、事務職として約30年間勤務。経理中心の業務を続けてきて、周りからは頼りにされているという自覚もあり、自信をもって仕事してきました。そして、これまでの実績が認められ、1年前に顧客窓口の出納係長に昇進しました。しかし、これが悪い転機になってしまいました。窓口業務はほとんど経験がなく、業務で使う最新の経理ソフトもこれまで扱ったことのないもので、高度かつ複雑でなかなか覚えられませんでした。ある時お客さんに「早くしてくれよ！おっせぇな！」と大勢の前で怒鳴られ、業務に対して恐怖心が芽生えてしまいました。精神的疲労を自覚し、体調を崩す日が増えたため、自身で専門医への受診を決めました。

　クリニックでは次のような問答が行われました。

医師「どうされましたか？」

谷上「仕事が毎日つらいんです。もともと対人緊張が強く、人の目も気になる方なんですが、1年ほど前から窓口を担当しているんです。そこで扱う機械操作に私が不慣れなこともあり、いつもみんなが『遅い遅い』という目で私を見ているような気がして、いつ怒鳴られるんじゃないかと想像してしまい、怖いんです」

医師「なるほど。まずは抗不安薬を使用したほうが良さそうですね。あとは機械操作に慣れることで安心して業務に臨めると思いますので、落ち着いてきたらトレーニングをするのが有効かと思います」

　〜何度かの受診を経て休職。カウンセリングと職業訓練を経て〜

医師「様子はどうでしょうか？」

谷上「ソフト操作講習会に参加しても、内容がほとんど理解できませんでした。50すぎたおじさんが若者に尋ねるのも抵抗がありつらいです」

　〜さらに2か月後〜

谷上「ソフト操作にはだいぶ慣れました。講習会にきていた若い子にも話を聞いたりしています。しかし窓口業務を想像するとトラウマが蘇ってきて怖いんです。できれば窓口以外の業務に就きたいです」

　このような経緯により、本人や家族の意向および職務適性を考慮し、上司に窓口業務からの配置換えについて、治療的助言を行い受理されました。

Point ## 現代社会は中高年者が多いということ

　技術の進歩は著しく、パソコンの普及のあとはスマートフォン、タブレット、AIとめまぐるしく進歩しています。若者が当たり前のようにSNSをやっていても、中高年者は「何それ？」といったことは普通にあります。診療においても電子カルテの普及には時間がかかりましたね。

　職場のOA化はどんどん進んでいます。操作方法を要領よくのみ込める若者とは異なり、歳がいく程操作スピードは遅いし、ミスも増えるということがあります。時間をかけられれば良いですが、窓口業務など人の目があると心理的につらくなることもあるでしょう。また、同じ中高年者でもできる人とできない人に差があるため、「そんなことで」と見逃さないようにする必要があります。

　さて、谷上さんはその後どうなったかといいますと……

～4年後、職場に余裕がなくなり窓口業務に戻ることに～

　専門医受診後、幸いなことに職場の理解があり窓口業務から外れることができました。しかし4年後、その会社は赤字決算になりました。余裕がなくなり彼も窓口業務をしなければ居場所がない状況になってしまいました。結果、心の病が再発しました。

Point ## 企業体力がない場合もある

　会社は社員を大切にせねばならないことを承知していても、他社に負けてしまっては自社を維持できず本末転倒になります。

　谷上さんは産業医に相談し、産業医は人事と話し合いをしました。「係長でなければ、窓口業務は避けられるのですが……」という返答がありました。つまり「降格すれば解決できる」ということです。

　谷上さんは妻と「係長降格の是非」を話し合うことにしましたが、ネックは「住宅ローンの支払い」と「子どもの教育費」です。降格すると150万円の年収減になります。

　さてどうしたものか……。谷上さんは長年の経理の経験を基に、一念発起で転職を考えることにしました。

中高年者は新しい仕事に抵抗を感じることが多いようです。慣れた仕事とは異なり、スムーズに取り組めなくなる場合があるからだと考えられます。悪くいえば、プライドは高くなりながらも柔軟性に欠け、対応力が落ちている人に生じます。職場要因としては元の業務に戻すのが良いのですが、現実問題として会社的にはあり得ない場合が多いでしょう。谷上さんのように転職も1つの手です。ベンチャー企業が経験者を求めていることもあります。結局、個人の適応力に依存してくるため、ドロップアウト群に分類される例です。

マコトのひとコト

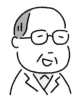

消極的な性格、リズム障害、中高年者の3パターンはある程度対応がしやすいんですね！

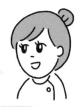

そうだね。でも比較的って程度であって、実際は結構判断が難しい。ドロップアウト群は個人の性格や特性によるので、あまりマニュアル的に考えると、思いもよらぬ落とし穴もある。あまり枠にはめすぎず、丁寧に『人をみる』よう心がけてね。

B. ドロップアウト群の対応の難しさ

　これまで産業医として経験してきた人には、なぜドロップアウト群の対応が難しいか、すぐにピンとくるのではないかと思います。これからどんどん活躍していきたいという人のために、理由を簡潔にまとめておきますね。

①個人要因は変えられないことが多い

　事例は本当によくあるものを3つ紹介しました。もちろん、細かい違いのある派生形はたくさんあります。いずれにしても、主治医や産業医が対応に一番苦慮するのはドロップアウト群です。なぜなら、職場要因よりも個人要因のほうが非常に複雑で、性格特性、価値観、行動パターンが数多く、これらに共通するのは「容易に変えられない」ということです。

　そもそも治療で「対象者の性格」を変えるのは難しいでしょう。ある程度までは本人の自覚によって修正できますが限界があります。また、一時的に変えられても維持するのが難しいので、再発率が高いのです。

②加齢によるもの ― 40歳に近付くとキツくなる

　実は、ドロップアウト群でも若いうちは企業が大目に見てくれる場合がよくあります。しかし、40歳を目前にすると、人事や職場の彼らを見る目が厳しくなります。会社の景気が良く、余裕があれば変わらず大目に見てくれることもありますが、収益状況が悪くなると途端に厳しい対応に変わるのが40歳くらいです。

　職業や業務内容によるところもありますが、40歳を過ぎたころからのドロップアウト群の対応は困難です。主治医や産業医が彼らにできることは雇用確保に尽き、周りの見る目を変えたり労働環境を変えたりすることは難しくなります。

　「病気を理由に退職を強要することはできません。法的にも無理です。採用責任がありますから」と助言していくことになります。

③役職者の場合

　役職者はその名の通り仕事の役割が重いので、穴をあけてしまうと企業がとれる対応方法も少ないのが現実です。また、本項冒頭の「人事との対談」でも人事の方が苦悩されていましたね。管理職になると名前がどの部署にも知れ渡っていて、他部署に配置転換する際にも該当部署が難色を示すようになることが多いのです。「どこかの部署にお願いする苦労は凄いストレスなんですよ」と苦しげに答えた人事の方も実際にいました。また、役職者でありかつ再発をくり返すケースには、降格が有効である場合が多いので、本人に事実を伝えて話し合ってみるのも良いでしょう。

マコトのひとコト

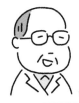

性格が変わらないのも、
歳をとっちゃうのもどうしようもないですもんね……。

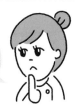

そうそう。くり返しになるけど、日本は高齢者化が止まっていない。必然として中高年、役職者のドロップアウト群も増えるわけだよね。
ただし、加齢が原因の場合はいろいろ難しいけど、役職者であることが原因なら対応は可能になる。次項の「降格制度」で少し掘り下げてみようか。

C. 降格制度

　降格制度を導入する企業が増加しています。20年くらい前では、ほとんどの企業にはない制度でした。人事制度の柔軟化、諸外国では当たり前の制度ということもあり、導入が進んだと推測します。

　メリットとしては、「降格制度」を活用することで定年まで働ける人が増えたということです。役職者でなければ、労働組合に守ってもらえることもあります。もしこの制度がない場合、人事担当者は対象者の年収が高ければ高いほど職場復帰を渋ります。職場の周りの目も厳しくなるでしょう。1回目の職場復帰は認めますが、2～3回目になると……。特に年収が1,000万円を超えるようなケースだと、なんとか職場復帰をしても「再発状態」になったとき、主治医や産業医も知らない間に退職しているというケースが多いです。

　筆者自身も「降格制度」は必要であると考えています。特に、現社会環境下では、日本企業は不況業種が多く厳しい競争状況に置かれています。正規社員だけでなく非正規社員が4割も占めている中で、正社員だけが過剰に保護されるのは不合理だという意見も増えています。また海外では進んでいる「同一労働・同一賃金」ですが、これから日本も同じ道を歩むことになります。つまり、賃金に見合った労働ができなければ、圧力がかかって当然ということになってきます。それならば無理をしないですむよう降格し、体調を維持しつつ、できる仕事を滞りなく続けられたほうが、個人も会社も生産性を落とすことなくいられる可能性が高まることでしょう。

> **Point** **会社、労働者、双方の妥協点を見いだせれば**
> **降格制度は脱落者を出さずに済む**

　ただし、「降格制度」は主治医や産業医が助言を行う場合、「最終的手段」と考えるべきでしょう。さまざまな対応をし尽くしてもうまくいかない場合のみ活用するべきです。ここまでメリットばかり述べましたが、デメリットも当然あります。本人の労働意欲の低下、年収減による家族への負荷は、会社にも家族にも与えるマイナスの影響はハッキリ言って大きいからです。

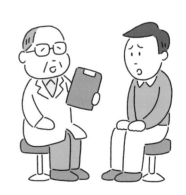

マコトのひとコト

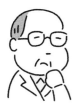

私たちが頼りにしていた上司が実はとても苦しんでいたと
考えると、なんだか心がとってもつらくなってきました。
さらに選べる選択肢も厳しいです……。

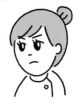

わかる。僕もつらい。でもみんなが健康で働き続けられる
のが理想だよね。そのための手助けをできると思えば、
僕たちの役割は大きいよ！

そうですね……、そう言われると逆に使命感がわいてきました！　がんばります！

コラム　精神生理学的方法を用いた研究から

　本項は結果だけ見て、過程は読み流して頂いても構いません。本研究は筆者らが行ったもので、目的は精神疾患を科学的根拠に基づき判別する方法を模索したものです。なお、グラフはわかりやすくするため、模式的に記しております。

A. 眼球運動、顔面表情筋、筋電図などの変化

①病態生理学的特徴

　「適応障害者群」の病態生理学的特徴や治療効果を検討するために、脳波、眼球運動、顔面表情筋・筋電図、心拍などのポリグラフを中心にした精神生理学的検査を行いました。

　実験方法は対象者をシードルームで横臥させ、5分の安静後に精神作業刺激として指示暗算をさせ、次いで自己暗算（対象者が5分間、テーマを考え暗算を行う）、さらに物理的刺激（光刺激）を負荷しました。

　対象者は「適応障害者群」25名、対照群（control）となる「健

常者群」16名です。

　図3-2はわかりやすくした模式図です。グラフは対象者らの「低振幅急速眼球運動」の数の変化を示しています。図から読みとれるように、「適応障害者群」では安静時に出現回数は少ないのですが、精神作業刺激時には顕著に増加していました。さらに精神作業刺激終了後も、なかなか安静状態に戻らず、刺激の残存効果が見られました。

　この結果から、「適応障害者群」は仕事刺激に対して過剰に反応し、さらに「切り替え」が下手であるといえます。すなわち、仕事が終わったあとでもそれを引きずりやすく、気分転換が下手であろうことが予測されます。

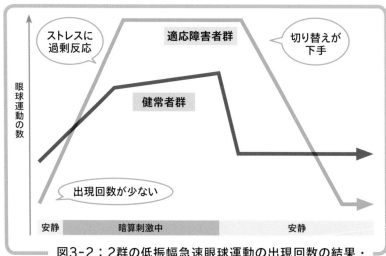

図3-2：2群の低振幅急速眼球運動の出現回数の結果・
表情筋筋電図も同様

②治療効果の検討

　筆者らは「適応障害者群」を対象に適応障害への治療効果を検討するために、前述の眼球運動で比較検討しました。図3-3の模式図に示したように、治療後では精神作業負荷時と終了後安静時の眼球運動回数が有意に減少していました。精神作業刺激に対する過剰反応と残存効果は減少していたということです。

　このことより、適応障害治療を行うと仕事ストレスへの過剰反応も減少していることと関連性があり、また「場面に応じた切り替え」もスムーズになったと考えられます。

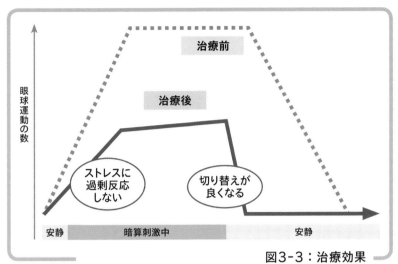

図3-3：治療効果
低振幅急速眼球運動の出現回数の結果・表情筋筋電図も同様、
過剰反応が減少し、切り替えが良くなる

B. 脳の事象関連電位であるP300を用いた研究

表3-3は「健常者群」、「適応障害者群」、「うつ病者群」の脳の事象関連電位であるP300の潜時を示しています。P300とは互いに識別できる2種類以上の感覚刺激（聴覚・視覚・体性感覚など）をランダムに呈示し、低頻度の刺激を選択的に注意させることによって、刺激後約250〜500msecという長潜時で出現する脳の陽性電位です。「適応障害者群」の頂点潜時が330.2と最も短く、「うつ病者群」が348.7と長くなりました。振幅は「適応障害者群」が高振幅でしたが、「うつ病者群」は「健常者群」と差が見られませんでした。このことから、適応障害とうつ病は症状が似ているものの、脳の反応に違いがあり判別できる可能性が示唆されました。

（花谷隆志博士、夏目　誠らによる）

表3-3：脳の活動電位・事象関連電位

	被験者（人数）	頂点潜時（msec）	振幅（μV）
健常者群	131	338.7±28.9	13.2±4.9
適応障害者群	147	330.2±33.2	14.4±5.2
うつ病者群	64	348.7±43.6	13.1±5.2

医師の役割で一番重要なのは患者さんや社員へのわかりやすい説明です。「言うは易く行うは難し」で、簡単なことではありません。嘱託産業医の9割以上は開業し、地域の患者の診察時には病気の説明をしていますが、社員への対応はそれとは異なるものです。

「職場不適応症」が疑わしい社員への伝え方

悪い例 ✕

> 職場不適応症ですね。適応がうまくいっていないです。

なぜ、悪いのでしょうか？

医師のみがわかっている言葉で説明しています。
普通の社員には、不適応症などの医学的な専門用語がわかりません。正確な内容が伝わっていませんよ。

良い例 ◎

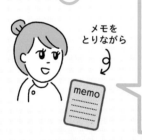

メモを
とりながら

> 相談からわかったことは、
> 会社への出勤時に不安や緊張が強いことです。
> 医学的には「職場不適応症」と呼ばれる状態の
> 可能性があります。
> 詳しくは状態が落ち着いてから説明しますね。
> 専門医に診てもらえば良くなる病気なので
> 安心してくださいね。

メモの中身

1. 職場でうまくいっていないのは「職場不適応症」のせいかもしれません。詳しくは後日説明します。
2. 良くなる病気なので、安心してくださいね。

なぜ、説明時に「メモ」が必要なのでしょうか？

筆者は社員に対して、重要な点を説明しながら、メモ用紙にポイントを書きます。社員も文字なら後で読み返せますし、面談時にはゆっくりと話ができます。

[馴染みがない「医学的な専門用語」だから]

　医師は医学用語を当たり前のように使っていますが、一般の人には伝わらないことがあります。特に心の病気は抽象的でわかりにくいことが多いです。

　相談にきた社員に、「うつ病あるいは適応障害の疑いがあります。専門医に診てもらって抗不安薬を飲みながら、カウンセリングをしてもらうのがいいでしょう！」といきなりいっても、ビックリして、納得できないことが多いでしょう。社員は、「うつ病」や「適応障害」といわれてもどうしていいかわからず、ましてやいきなり薬やカウンセリングといわれても不安になるばかりです。

　そこで「心の病気が考えられます。治療は必要ですが、良くなるので安心してください」と書きながら説明をします。

　すると……

**5つの
メリット**

1. 言葉を文字にすることで落ち着いて考えられます

2.「言葉＋文字」になることで、理解が増します

3. 後で見返すことができ、気になれば調べられます

4. 家族や知人などにも説明しやすいです

5. 現在の自分自身の状態理解が深まります

できればコピーして、控えをカルテに貼り付けると、
何かあった時に、説明をした証拠になります。

[家族などへの伝達にも使えます]

　メンタルヘルス系は風邪やインフルエンザとは異なり、「死にたいと思っている、実際に自殺する可能性がある」といったケースはかなりあります。この場合、本人だけではなく、家族への説明も必要になります。

　メモ用紙に、「次回、家族の方も一緒に来てくださいね。Aさんの病気や家族のサポートの仕方について説明します。ぜひとも、お願いいたします」と書き加えましょう。

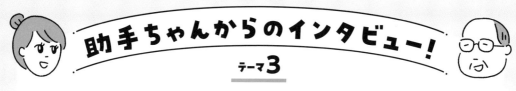

助手ちゃんからのインタビュー！ テーマ3

職場不適応症にはどこまで対応すれば良いでしょうか？

助手ちゃん：夏目先生！　中核群の対応はわかりやすいと思いました。でも「ドロップアウト群」はいろんな人がいるから難しいですよね。「Aと聞いたらB」というように、ハッキリした指標がない分、いろいろ考えちゃいそうです。うかつに下手なアドバイスはできないですし、実際には結構悩むことになりそうです……。

夏目先生：そうだよね。とくに企業に訪問する回数が少ない嘱託産業医の場合は、正直言って時間的にも物理的にも、相談者のことを把握するのは厳しいと思う。おのずと限界に至っちゃうよね。症例で挙げたケースのようにわかりやすい場合なら自分で解決できちゃうこともあるかもしれないけど。

助手ちゃん：勉強して何とか相談者の力になりたいと思うんですけど、自信をなくしちゃいそうです……。

夏目先生：いやいや。何度もいうけど、専門医への紹介につなげることが大事なんだよ。本当によくないのは、相談者の力に「直接」なれないことでは無くて、「サインを見逃して放置しちゃう」こと。専門医に紹介したとして、結局「大したこと無かったよ」っていうならそれでよし！　本当に迷ったらあれこれする前に早めに専門医にみてもらうことが相談者のためにもなる。

助手ちゃん：そう考えると、サインを見逃さないことに専念できるから、私にもできそうな気がしてきました！

夏目先生：うんうん。それに、問題を解決するためには個人の性格や気質を変えてもらう必要があるような場合、それって専門医でも無理なことが大半だからね。そんなときは見守るという手段もとれる。少し肩の力を抜いて柔軟に対応しようね。

助手ちゃん：わかりました！　（柔軟柔軟……）

夏目先生：あと忘れちゃいけないのが、職場復帰時の判断だね。ザックリ言えば病前の6割くらい働ければ「職場復帰可能」と判断していいと思う。元通りに働けることを目指すんじゃなくて、その半分強くらい。ほどほどでいいって覚えておいてね。

第4章

大人の発達障害・うつ病と適応障害

1. 精神疾患を判断するのは難しい

2. 適応障害と大人の発達障害

3. 適応障害とうつ病

1. 精神疾患を判断するのは難しい

職場の雑談

Aさん
課長、落ち込んで無気力な社員がいるんですが、「うつ病」とか心の病気なんじゃないかと思いまして……。

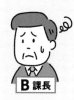
B課長
僕らでは判断が難しいね。
前に仕事でミスをくり返して落ち込んでいる社員がいたから「うつ病」かと思ったんだけど、「発達障害」だったんだよ。

Cさん
「うつ病」や「発達障害」のことは「メンタル不調」とひとくくりにして考えても良いのでしょうか。

　課長がいっているように、「発達障害」や「うつ病」、それに「職場不適応・不適応症、適応障害」の違いを、専門家以外が判断するのは困難です。
　鑑別は精神科医に任せるのがベストです。Cさんがいっているように、職場では病名・障害名にこだわるよりも、「メンタル不調」として、ひとくくりにしてもらっていいと思います。

2. 適応障害と大人の発達障害

「適応障害」と「大人の発達障害」は、仕事がうまくいかない事、落ち込む事が症状として共通しているため、簡単には見分けられません。しかし、このような症状の社員に対して、どの職場でも対応に苦慮しています。

また、今でこそ「発達障害」が大きな社会的課題となり、早期発見や対応の大切さが叫ばれていますが、以前は、ほとんど話題にもなりませんでした。医学教育、精神医学でも、「大人の発達障害」はよくわかっていませんでした。今でも精神科医は、外来・病棟実習で「大人の発達障害」のケースをほとんど見ていません。専門家ですらこのような状況なので、職場関係者がわからないのも仕方がないのです。

事例　仕事のミスが目立つ大泉さん（24歳男性）

大泉さんは営業職です。1年目は先輩と共に顧客企業を訪問し、仕事を覚えていきました。1人で訪問することが増えた1月ごろから、取引先からクレームが来るようになりましたが、そのころはまだ先輩がカバーしてくれました。

2年目の4月から先輩とは別になり、完全に1人で企業を回り始めると、取引先からのクレームが会社にも伝わるようになりました。内容は「こちらの要望が伝わっていない」「いったことが理解できていないように感じられる。わかっていないのでは」といったものでした。

クレームのたびに、課長は仕事の指導をしました。大泉さんは「わかりました。今後、気をつけます」というものの、また同じようなミスをくり返したので、課長は彼を叱責しました。大泉さんは、「一生懸命やっているのに……」と落ち込んでいきました。

課長が周囲の人に大泉さんの様子を尋ねると、「彼に急ぐ仕事を任せたら、パニックになったことがあります」といわれました。

大泉さんに真剣さが足りないのだと思っていましたが、何か他に理由があるのかもしれない。課長はどうしたら良いか悩みました。

いくら本人に自覚を促してもダメなら産業医へ

　大泉さんは課長の勧めで、産業医面談をすることになりました。産業医は「発達障害」を疑い、専門医を紹介しました。

　専門医からの診断書には、「自閉症スペクトラム（発達障害）」なので職場のサポートが重要です」と記されていました。このように、「職場不適応・不適応症、適応障害」と「大人の発達障害」は外見上の特徴が似ており、間違われやすいのです。

A. 発達障害とは

　先天的な脳機能障害が原因とされており、コミュニケーションがうまくとれなかったり、対人関係を築けなかったりすることで、社会生活に困難をきたします。障害にはいくつか種類があり、「自閉症スペクトラム autism spectrum disorder（ASD）」、「注意欠陥多動性障害 attention-deficit hyperactivity disorder（ADHD）」、「学習障害 learning disabilities（LD）」などが含まれます。

　代表的な障害を簡単に説明します。

> **自閉症スペクトラム（ASD）**：コミュニケーションや人間関係の構築が苦手で、特定の物や習慣にこだわるなど、自閉症と同様の症状があります。しかし、知的な遅れと幼児期の言葉の遅れはありません。
>
> **注意欠陥多動性障害（ADHD）**：注意力や集中力を持続させるのが困難で衝動的に行動し、落ち着きがないなどの特徴があります。職場では仕事上のミスが生じやすく、これが ADHD であるという気づきになることが多いです。
> 興味を抱いたことに対しては、集中力が持続するため、個性の1つとして長所を伸ばそうという考え方もあります。
>
> **学習障害（LD）**：基本的には全般的な知的発達に遅れはありませんが、聞く、話す、読む、書く、計算する、推論する能力の習得と使用に著しく困難を示します。特に読み書きの障害については、ディスレクシア（読み書き障害）と呼ばれています。

サポートが
中心になります

- 「発達障害」は先天的な脳の機能障害です
- 「適応障害」ではなく「発達障害」を疑うきっかけは、仕事のミスの数の違いです
- 加えて、職場で孤立している場合が多いことです

Point　支援する法律があります

あれっ？　学生の時はどうだったんでしょう？

　発達障害であっても、学生時代は限られたコミュニティで長く関わり、周囲の理解や本人の努力によりそれなりに周囲に適応できる場合が多いです。

　しかし、社会に出れば限られた人以外ともコミュニケーションが必要になり、特に営業職などでは対応がうまくいかず顕在化する人が多いのです（図4-1）。

学校 適応できた	職場 適応できない
限られた人としか関わらないので時間をかけて適応できることがある（潜在化）	限られた人以外とも頻繁に関わる必要があり適応しにくくなる

コミュニケーションがうまくいかない
（顕在化）

図4-1：「大人の発達障害」のが社会人になって露見する理由

B. 社会的対応

　文部科学省2002年の調査では、小中学校の通常学級の子どもの6.3％に「発達障害」の可能性があるとしています。

　社会的必要性から2005年4月、「発達障害」の早期発見やサポートを国や自治体の責務とする、「発達障害者支援法」が施行されました。

　都道府県や政令指定都市にある「発達障害者支援センター」は、「発達障害」に関する相談に応じ、支援活動を進めています。

C. 簡易的な鑑別方法

表4-1：鑑別のポイント

	適応障害	大人の発達障害
発症要因	強い職場ストレス	職場ストレスではない（先天的な脳の機能障害）
特　徴	出勤への不安・焦燥・緊張	・コミュニケーションがうまくいかないことによる落ち込み ・仕事のミスが多い
対　応	休職、カウンセリングが中心、薬物療法	職場の理解とサポート

　焦点を絞るために「職場不適応・不適応症、適応障害」の中の「適応障害」を中心に見ていきます。表4-1を参照しながら、以下の説明を読んでください。

　第1に「適応障害」の場合、発症させる要因、すなわち配置転換や対人葛藤などの職場ストレスがあります。「発達障害」は先天的な「脳の機能障害」なので、仕事などにうまく対応できずに落ち込みますが、2次的なものであり、直接的原因ではないのです。

　第2に「適応障害」の場合、会社へ行くことへの不安・焦燥・緊張症状が強いことが特徴です。「発達障害」は前述したように仕事上のミスが多く、孤立する、会話がうまくいかないなどの特徴があります。

　発達障害の場合、休ませたり配置転換したりしても改善は見込めません。発達障害では適応障害と対応が異なりサポートが中心になります。産業医は管理職や人事の方たちに、このような事例を参考にして、何かあれば相談してもらうように日頃から話しておくのが良いでしょう。

早期発見の手がかり

- 仕事上のミスが多く、トラブルが出やすい
- 営業で顧客ニーズが把握できない
- コミュニケーションがとりにくい
- 職場で孤立傾向にある

個人の能力が低いと疑われがちな条件ですね

3. 適応障害とうつ病

「職場不適応・不適応症、適応障害」と間違われやすいのが「うつ病」です。ともに「気分が落ち込み、気力が低下」している点が共通しています。しかし、まったく違う病気です。後述するように治療法も異なるので、「違いの見極め」が重要です。

以下、2つの事例から説明したいと思います。

事例　気分屋の仕事相手に悩む加藤さん（35歳女性）

　加藤さんは大学卒業後、躍進中のIT企業の中でも特に優秀な営業成績をおさめていました。その活躍からまったく異なる業界とコラボレーション企画をすることになり、「絶対成功させてやる！」とやる気充分でした。しかし、コラボ企業の担当者は連絡不精なうえ、気分屋でした。自社の社長からは、「期待している。期日だけは守ってくれよ」といわれるものの、担当者に仕事の進捗具合を問い合わせると電話口で無言になったり「わかりました」といいつつ、なかなか仕事を進めてくれなかったりしました。加藤さんはだんだんイライラしがちになり、会社に行くのが憂うつで頭痛や腹痛など、体調が悪くなることが増え、休みがちになりました。

事例　木田さん（44歳男性）

　木田さんは真面目で責任感の強い人と皆が認める性格です。しかし、木田さんの身の周りで次のようのことが立て続けに起こりました。

　あるとき順調に交際していると思っていた彼女から「他にいい人を見つけたの」と別れ話を切り出され、ぐっと落ち込みました。その後、家のテレビと冷蔵庫が前触れもなく壊れ、保有していた株価が急落し、駐車場に止めていた車が何者かにぶつけられた跡があり、出費もかさんでいきました。さらに親が重い病気になり心の疲労度も増していきました。木田さんは他の人を嫌な気持ちにさせないよう、それらのことを誰にも話していませんでした。

木田さんはその後徐々に元気がなくなっていきました。仕事も遅くなり、だんだんとミスも増えたため、「いつもきっちりしている木田さんがなぜ？」と周囲も心配しました。上司が「最近調子が悪そうだけど、大丈夫？」と声をかけても木田さんは「ご心配をおかけしてすみません。大丈夫です」と答えるばかりでした。しかし、木田さん本人は「みんなには迷惑をかけられない。でも何もかもが面倒で何にも意欲がわかない。眠れないし休みも休まらない」と思っていました。

A. 事例解析

まず「症状が見られるまで」の間の仕事上の変化について、加藤さんは新しい仕事へのやる気と喜びと他者が絡んで思い通りに行かないもどかしさなどがありました。一方、木田さんには仕事上の変化はありませんでした。

次に気分や意欲の違いです。加藤さんは、出勤時には体調不良や意欲の低下が見られ落ち込んでいましたが、休日は普段通り楽しめています。しかし、木田さんは意欲の低下や落ち込みの程度が重く、休日も出勤時と同じく意欲が低下したままです。鑑別結果としては、加藤さんは適応障害で、木田さんはうつ病でした。

B. 鑑別のポイント

事例の違いから鑑別点をまとめたのが表4-2です。事例の比較で指摘したように、気分や意欲の程度、就業への不安などの差異、休日と出勤日の気分の違いがポイントになります。

加藤さんのように、「職場不適応・不適応症、適応障害」は出勤への不安・緊張・焦燥感が強く現れ、木田さんのように「うつ病」の場合は、気分の落ち込みと意欲が減退し、「休みたい、このまま横になっていたい」という状態が強く現れます。また、「職場不適応・不適応症・適応障害」は、3か月程度で回復する人が多いです。「うつ病」では6か月以上かかる人が大半です。

治療も当然異なります。「うつ病」は抗うつ薬が有効ですが、「適応障害」では効果がないばかりか症状を悪化させることがあります。また、第3章で説明した「治療的配置転換」は「職場不適応・不適応症、適応障害」には有効ですが、「うつ病」では効果がありません。職務を減らし、サポートをすることが重要になります。

表4-2：「適応障害」と「うつ病」との鑑別ポイント

比較内容	適応障害	うつ病
意欲の減退・抑うつ気分が及ぶ範囲	職場や仕事関連で部分的なうつ状態	生活全般
就業への不安・恐怖・焦燥	強い	ない、あるいは少ない
休日と出勤日の気分の差	休日は楽（好きなことはできる）	同じ
抗うつ薬の効果	効果がない（抗不安薬の方が有効）	有効
治療的配置転換	有効	効果がない、あるいは少ない

（藤井久和博士らによる）

マコトのひとコト

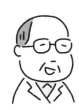

「仕事が原因のうつ病」と思われているものには、
適応障害が隠れていることがある。
この場合、仕事内容を変えるか職場から離すことで
良くなる。でもうつ病は違う。

なるほど。見分けるのは難しいけど、
治療法が違うので鑑別は重要なんですね。

そうだね。それに、うつ病は早期発見が大切だよ。
自殺の可能性もあるので、疑わしい時は家族との連携も考えていこうね。

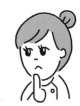

助手ちゃんからのインタビュー！

テーマ4

「大人の発達障害」について

助手ちゃん：夏目先生！「大人の発達障害」の人は仕事でミスが出やすいことはわかりました。でもそういう人でも入社できているということは、良い点もあるということですよね？？

夏目先生：そうだね、「発達障害」のある人と「強い特性（個性）」のある人とはよく似ていて、どちらも突出した才能が見られたり良い仕事をしたりすることがあるんだよね。だから成績優秀で高学歴という人も結構いるんだ。でも両者の違いは周囲の人たちと馴染める、つまり適応できるかどうかなんだよね。自分の「こだわりを貫く」ことと「周囲への配慮」を天秤ではかったとき、自分のこだわりを優先してしまいがちなのが発達障害者の特徴としてよく見られるんだ。そこが問題になってしまうんだね。

助手ちゃん：なるほど！　それならコミュニケーションがそれほど重要ではない仕事なら、もしかしたらいい仕事ができるのかもしれませんね。あとは今後、この問題は増えていくでしょうか？　診断も難しいみたいなので心配です。

夏目先生：現在の「大人の発達障害」は学童期に本人や家族、学校も気づかないままで過ごしてきた人たちなので、長い目で見れば徐々に数は減ってくるかもしれないね。いまでは「児童の発達障害」のチェック機構が軌道に乗ってきていることもある。それと診断は難しいので、産業医は専門家につなぐことを優先したほうがいいね。また、専門医の数が少ないので待ち時間が長く、受診して結果が出るまでには時間がかかることも覚悟しておいたほうがいいね。

助手ちゃん：他に課題はありますか？

夏目先生：「大人の発達障害」が疑わしい該当者が受診しないケースかな。職場としては診断書がないと、適性に合った職場への配置転換やサポートができないからね。

助手ちゃん：方法はありますか？

夏目先生：家族、特に母親に来てもらうのが望ましくて、幼児期から5歳位までの発達状態を丹念に質問して思い出してもらう。私の場合はこの過程で6割くらい、母親が子ども（社員）を説得してくれているよ。それでも無理な場合、「このままでは何も変わらず、仕事のミスは減らない可能性があります。お子さんにとってもつらい状況が変わらず、長く苦しむかもしれません。1度専門家の意見を聞かれるのはいかがでしょうか」と母親に話す。すると併せて7割くらいが専門医を受診してくれているかな。じっくり時間をかけながら対応するようにしてみてね。

第**5**章

社会問題から

1. 近年の問題

2. 女性の社会進出・活躍には
   「光」と「影」がある

3. ハラスメントの増加とその対応

4. リストラとその影響

5. 人事部の役割変化

6. スペシャルトピックス ── 対人ストレスに
   「職場キャラ法」を活用していこう

7. 職場不適応と中小企業の関係

1. 近年の問題

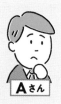

同僚のEちゃん（女性）が良い商談をして出世したんだよね。
女性の方がしっかりしてるなーって思うこと多いよね。

Aさん

でも、セクハラはなくならないし、パワハラにも悩んでるって子、
結構いるんですよ。

Cさん

そっかあ、景気はよくならないし、ピリピリしてるよね。
「リストラ」もあるし、厳しい世の中だね。

Aさん

でもハラスメントはよくないね。もし困ったら、「産業保健チーム」
に相談するといいよ。守秘義務が守られているからね。

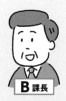

B課長

女性の活躍は進むも、相変わらずセクハラ、パワハラは減っていません。
本章では、増加している問題のうち、対応に戸惑いやすいケースを扱います。

第5章	社会問題から

2. 女性の社会進出・活躍には「光」と「影」がある

女性の社会進出や活躍が目立つ一方で、女性の「職場不適応・不適応症、適応障害」が大きなテーマになっています。社会進出と役職者の登用には、活躍のチャンスが広がり評価される「光」の面と、負担増加の「影」の面があります。

ここで具体的な事例を紹介します。

A. スーパーウーマンシンドローム

> **事例**　働き詰めで家でも休まらない大林さん（32歳女性）

　証券会社に勤務する総合職の大林さんは、昨年、顧客サービス課主任に昇進しました。まず、彼女の起床から退社までのタイムスケジュールを紹介します。

　朝6時に起床し、夫や子どもの食事の準備をし、食後片付けをして7時には家を出ます。会社到着は8時20分。その日の準備をして、8時40分から仕事に就きます。仕事は忙しく、トイレに行く程度の時間しかとれません。12時20分すぎに昼食、12時50分から仕事に入ります。顧客サービスを中心とした仕事をこなし、午後6時半にやっと仕事が終わります。

　子どもが3歳なので、本来なら午後4時すぎに帰れる育児サポート制度を利用できますが、仕事が多忙で5日のうち2日ぐらいしか活用できていません。また、主任の彼女はリーダー的存在で、若手社員の指導や取りまとめや難しい案件の処理をする立場にあります。みんなが忙しくしているのに、主任である自分が早く帰るのは、いけないことのように感じていました。

　次に就寝までのタイムスケジュールです。

　仕事後は駆け足で電車に乗り、午後7時に子どもを保育所に迎えに行きます。家に帰っても、戦争のような状態です。子どもを着替えさせ食事、入浴、寝かしつけると9時半を過ぎます。翌日の保育所の準備をしている頃

に、夫がやっと帰ってきます。夫の食事の準備、後片付けを終えると、既に11時半です。

夫がテレビを見ながらウイスキーを飲んで、気分転換をしているなか、彼女は休む間もありません。翌日の会社の準備などをして、布団に入るのは午前0時を過ぎます。満足な睡眠時間もとれないような生活が、毎日続いていました。休日も、家事のほか、子どもとのスキンシップ不足を補うため、心も体も休まりませんでした。

彼女は、「主任としての私」、「母親としての私」、「妻としての私」、この「3つの私」の役割を、ほぼ完璧にこなしていました。「主任だから頑張らなければ。上司だから部下を指導しなければ。母親だから子どもと過ごさなければ。妻の役割もきっちりしなければ」と思っていました。つまり、自分に対する要求レベルが高かったのです。結婚する前、家事や子育てに協力すると言っていた夫も、商社の仕事が多忙で結局家事の協力はなく、保育所の子どもの迎えもままならぬ状態でした。夫への不満はありましたが、いっても夫の態度は変わらなかったため、だんだんといわなくなっていきました。

このような状態を「スーパーウーマン」シンドロームといいます。

! 事例のポイント　まずは、大林さんは頑張りすぎているので、それぞれ果たすべき役割のレベルを下げても良い事を伝えるのが良いでしょう。上司、母親、妻のすべての役割で100点を目指すのではなく、60〜70点程度で充分だと考えてもらいましょう。もちろん家事や育児は夫にも協力してもらえるように、家族にも伝えることも大事です。また、親が近くにいれば事情を話して育児を手伝ってもらうことも考えられます。

また、3つの役割の優先順位を決めて費やす時間やエネルギーの比重を変えることです。母親としての役割を優先したいのであれば仕事をセーブし、家事を夫に手伝ってもらうなどすることで達成感が得やすく、無理な部分は割り切ることで気持ちが少し楽になります。

産業医は、大林さん自身がどの役割をより優先したいと思うか、じっくり話を聞いてあげてください。

B. トリプルパンチ・ショック

（事例）　**子育てを終えて新しいストレスが生じた山中さん**（48歳女性）

販売会社で経理課長をしている山中さんが産業医に話した内容です。

山中「近頃、朝起きて家事をするのがしんどいです。長男は結婚して大企業の本社で働いていますし、娘も第一志望の大学に受かって一人暮らしをしています。世間的には恵まれているとは思うんです。でもいきいきした実感がないんです」

産業医「なるほど、ご自分の時間を持てるようになってきていると思うので、旦那さんと一緒に趣味などに力を入れるのはいかがでしょうか？」

山中「その元気も出ないんです。いまは夫と二人暮らしですが、たまに2人で外食するくらいでほとんど空気みたいな存在だし、新しい目標や期待もなく、なんだかむなしいんです。いま思えば長男が高校生の頃、強烈な反抗期に苦労させられたのが懐かしいですし、子育てが生きがいだったと感じています。あと夜はちゃんと寝られるんですが、動悸や火照りがひどくて、何か病気でしょうか？」

事例のポイント　この事例では、夫の理解が重要になります。

育児に熱中している間は、妻の関心は子どもに向けられています。しかし子どもが親離れをすると、心がカラッポ（空の巣）になります。さらに更年期にさしかかると、心身が揺れうごき、つらい時期を迎えることになります。

　子育てが終わり、子が独立すると、母としての「愛の巣」が「空の巣」になるケースがしばしば見られます。子育てという大きな目標が達成され、目的がなくなった状態で、これを「空の巣症候群」（アメリカの精神医学者のディキンが命名）といいます。人は目標がなくなると「むなしい。何をすれば良いだろうか」と虚脱感に襲われ、落ち込んだ気分になりやすいのです。

　この年代は「更年期障害」の時期でもあるため、2つのストレスが重なりダブルパンチとなって、心を襲います。さらには経理課長であるキャリアウーマンとしてのストレスもあり、「トリプルパンチ・ショック」として見舞われているのです。女性の社会進出に伴い、こういったケースが増加しています。

「女性の身体に２回の大きな嵐が吹く」といわれますが、これは「初潮と閉経期」の
ホルモン分泌の大きな変化が、心身に与える影響を適確に表現したものです。男性に
はわかりにくいのですが、悩まされる女性は少なくありません。自律神経系が不安定
になり、のぼせや動悸、寒気、冷や汗などの症状が出ます。ちなみに、男性にも「更
年期障害」はありますが、女性に比べて症状は軽いのが特徴です。

> まずは、夫に妻の状態を知ってもらいましょう。

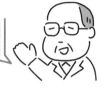

　こういう時こそ、夫の正念場です。妻を心身ともにサポートしてください。
　妻と心の結びつき（共有した思い出、趣味や会話など）を強くしてほしいのです。
セックスではありませんよ（スキンシップはいりますよ）。
　もしも、この大事な時期に自分のこと（仕事など）にかまけて、妻に寄り添う姿勢
が取れなかったら、いわゆる「熟年離婚」「定年離婚」が待っているかもしれません。
これらが増加し続ける原因の１つは、この時期に妻からのSOSを感じ取れず、対応を
誤ったことにあるといえます。

Point　**夫のサポートが将来を呼びこむ**

マコトのひとコト

女性の社会進出には
夫の家事や育児などの
協力は不可欠なので、男性の
意識改革も大事なんだね。

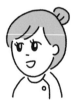

女性の社会進出を
進めるには、「女性のライフ
スタイル」に合わせて「男性の
ライフスタイル」を変える
意識も必要ですよね！

3. ハラスメントの増加とその対応

現在、社会で増加しているのがハラスメントです。パワーハラスメント（パワハラ）、セクシャルハラスメント（セクハラ）が多く、ほかにモラルハラスメント（モラハラ）、アカデミックハラスメント（アカハラ）などさまざまなものがあります。ここでは代表的なものを2つ挙げます。

対応はまず、相談窓口の設置や社内研修の徹底から始まります。

A. パワハラ

> **事例**　配慮に欠ける上司の叱責、中川さん（42歳男性）

中川さんは高校卒業後にメーカーに入社しました。几帳面で受動的な性格です。工場購買課から現在の製作所庶務課に係長として転勤し、半年になります。「直属の上司である課長から怒鳴られ、罵声を継続的に受け、追い詰められ苦しくて苦しくてたまらないんです。恐怖感で何もできないんです」と訴え、メンタルクリニックを受診しました。

中川さんは課長から毎日、大きな声で、みんなの前で「お前は馬鹿か！この企画書はここと、ここがおかしい。君は、どうして、こうなのか。何回言ったらわかるのか、グズ、ノロマ、役立たず！」と責められてきました。ちなみに同僚に聞くと些細なことと認めてくれています。

「毎日のことなので課長の近くに行くだけで緊張が高まり、体が震えます。以前は私の言い分を伝えていましたが、言えば言うほど叱責が強くなり、追い詰められました。自信をなくし、萎縮し、言葉に傷つき仕事ができなくなります」と訴えました。

周囲の人は、中川さんのやり方を認めて同情もしてくれますが、課長を恐れて誰も何もいいません。中川さん以外にも、よく叱責されていた人が胃潰瘍で内科を受診していたそうです。

事例のポイント　典型的なパワハラによる職場不適応ですが、判断した根拠は以下の通りです。

1. 係長と課長で上下関係にある。
2. 大声で皆の前で毎日、何回も叱責をする。
3. 叱る内容に妥当性が乏しい。
4. 彼の人格を否定するような発言がある（馬鹿、無能、役立たずなど）。
5. 叱責の対象が特定の人物に集中している。

　中川さんが取れる対応は2つあります。1つは産業医やメンタルクリニックに相談することです。もう1つは、ハラスメント相談窓口に行くことです。産業医が常勤していない会社などに有効な選択です。しかし、社内に設置された相談窓口だと会社の圧力に弱く、秘密保持や適切な対応ができるかの保証がありません。労働組合が設置した相談窓口や社外のNPO法人なら問題ないでしょう。

> 「相談する」というところまでたどり着けずに会社をやめてしまう人も多くいます。相談しやすい環境づくりのためにも、産業医は社員全員と一度は面談しておくと良いでしょう。

B. セクハラ

事例 **地位の高い上司からのセクハラ、細川さん（26歳女性）**

　細川さんは大学卒業後、メーカーの秘書として入社しました。魅力あふれる女性で、おしゃれで華やかに見えます。性格は派手好きということはなく、むしろ、真面目で几帳面です。超氷河期の就職戦線を父親の伝手を頼りに入社に至りました。副社長付きの秘書としてスタートし、「秘書はやりたかった仕事。完璧にやりとげたい」と、細川さんは思っていました。

　入社3か月目ごろから、体に視線を強く感じるようになったようです。誰に相談して良いかわからず、ネットで見かけたセクハラ相談に電話してみることにしました。「胸やお尻をジロジロと、嘗め回すような視線で見られています。周りには副社長しかおらず、私が振り返ったら、視線をそらすのがわかるんです」と、恥ずかしそうに、つらい状態を訴えました。

　あるとき、細川さんは副社長から食事に誘われ、「役員と秘書には阿吽の呼吸がいる。ざっくばらんなコミュニケーションが大事だ」と説明されまし

た。食事後、バーに誘われたので、「帰りが遅くなる」と断りましたが、結局、副社長に強引にバーに連れて行かれたそうです。バーでは、ホステスと話している時、副社長が膝や腰に手をまわしてきました。拒否すると止めますが、すぐに同じことをしてきました。

　どうにかして帰宅したものの、副社長が怖くなってしまいました。かといってコネ入社であるうえ、超氷河期のなか辞めるわけにいかないと、涙を交えて語りました。

　事例は、副社長という強い権力を背景に性的関係を迫る「対価型セクハラ」で、悪質といえます。このようなケースは明るみに出ていないものも多いと考えられます。

> 実はセクハラについては精神科医受診や産業医への相談は
> 少ないのです。私が男性だからかもしれませんが……。

事例のポイント　　解決のきっかけには当事者の勇気が必要です。こうした事態が起こったとき、泣き寝入りしないで済むよう、産業医は日頃から相談窓口の存在を社員に周知しておくことが大切になります。相談窓口は社内で設けている場合もありますが、公的機関で設けている相談窓口を活用してもらう方が良いでしょう。相手が会社の重役の場合や、人間関係的に相談できる上司がいなかったり、周囲が見て見ぬふりをしていたりする場合，社内だとかえって事態が悪化する可能性もあります。また、セクハラ被害の証拠があればとっておくよう伝えましょう。たとえば、セクハラに当たるようなメールなども保存しておけば説明しやすくなります。

・・・・・・・・・・・・　**マコトのひとコト**　・・・・・・・・・・・・

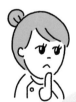

> パワハラもセクハラも、「理性」より「感情」が
> 勝ちやすい人に共通しているみたいですね!

> いやいや、そんなことはないよ。ハラスメント発言をした本人は相手に対して本気で
> 良かれと思っている場合もある。「かわいいから早く結婚したほうが良いよ」とかね。
> でも受け手が不快に感じたらそれはハラスメント。だから解決の糸口は第三者に
> 相談してみて、客観的にアドバイスをもらうことからはじめるしかないんだね。

4. リストラとその影響

A. リストラ不安による人間関係の悪化

> **事例**　北条さん（41歳女性）

　北条さんは、大手住宅関連機器販売会社の、兵庫県西宮営業所に勤務していましたが、不況のため県の3営業所が1か所に統合し、神戸営業所となりました。その時、複数の人員削減も行われました。

　社内でのリストラへの不安は強く、人間関係はギスギスし、沈滞ムードがただよっていました。また、それぞれの営業所でやり方が異なるため、もめることが多くなりました。

　そのようななか、女性だけのAグループと、南営業所出身のグループ、そして北条さんのようにグループに属さない人の、3つの集団ができました。これまでの彼女はグループに属さずマイペースにやってきました。しかし、多数派のAグループは上司とうまく連携しながら目立った実績を作っていきました。

　やがて、実績を上げないと居場所がなくなるという恐怖感を皆が抱くようになり、職場内で実績の取り合いが始まりました。

> **Point**　統廃合によって人間関係・職場環境が悪化

　北条さんはある時、書類を見て、Aグループの里見さんと協力して獲得した実績が里見さんだけのものになっていることに気がつきました。「取られた!!」と感じ、怒りで体が震えてきました。調べてみたら、もう1件同様のことがありました。

　たまりかねた北条さんが、里見さんに不満を伝えたところ、「私がした仕事よ。あなたはサブでしょ!!」といわれました。北条さんは「あの仕事は私の知人から紹介された仕事ですよ。2人で協力した仕事なのに、ヒドイ!!」と、訴えました。

　それがきっかけで、北条さんはＡグループから無視されるようになったのです。

　北条さんは、食事や飲み会に誘ってもらえなくなりました。雑談の輪にも入れず、電話も取り次いでもらえなくなりました。職場で自分だけが浮いているように感じ、うつ状態になりダウンしました。「もう、ダメ！」と思いメンタルクリニックを受診したところ、「適応障害」と診断されました。

　北条さんは、落ち込み疲れ果てた状態だったので、「1か月間の休養加療を要する」と診断されましたが、彼女は職場内に自分の居場所がなくなると思い、休むことに抵抗しました。

事例のポイント　こうした状況はよくあります。職場を長期不在にすることで、戻る場所がなくなってしまうのではないかと不安を感じるのです。産業医としてこういう場面に直面したときは、きちんと相手が何を不安に思っているのか、あせらずに話を聞きましょう。大きな不安があるままでは休養になりません。

　北条さんのように休めば周囲に負けてしまうという強い不安があると同時に疲れが酷い状況です。このまま無理すると、判断を誤り仕事に悪影響が出てしまう可能性があることを伝え、まずは心身ともに落ち着いてから改めて仕事のことを考えるよう促す必要があります。

　北条さんは休養後、「家で休んだら、職場や将来の事を考える余裕ができました。転職はしたくないので、今の職場でうまく立ち回ろうと思います」と決意し、職場復帰しました。

職場は大小さまざまなストレスが常にある環境です。
それに適応していく力を維持するため、休養は有効な治療となります。

B. リストラ後に起きたパワハラ

事例　会社の再編で起きた人間関係の悪化、龍造寺さん（45歳男性）

　3年前、龍造寺さんのいた会社が経常赤字になったため、別系列の会社に合併されました。

合併前はまずまずの実績を作っていた龍造寺さんですが、新会社では仕事のやり方や仕組みが違ったため、実績は中以下になりました。幸い、上司である課長は彼を理解していました。しかし、経営不振が続いた会社は早期退職制度を導入し、課長も含めた1割以上が辞めていきました。

　新しい課長は、「君の能力は中以下だ。がんばって実績を上げてほしい」と叱咤激励を毎日行いました。

　さらに、龍造寺さんの実績が伸びないと、役職者3人が彼を囲み、働きが悪いと圧力をかけてきました。

Point　人間関係の流動と仕事方針の変化がストレスに

　龍造寺さんはこの頃から、2年程、頭痛に悩まされるようになりました。

　昼過ぎくらいになると強く頭を締め付けられ重たい感じがするようになり近所の内科を受診しました。しかし、医師から「特に異常所見はない」と言われたため、様子をみることにしました。

　しばらくしても状況は変わらず、主治医にメンタルクリニックの受診を勧められました。「なぜ、精神科？　ストレス病？」と思いながら、クリニックを受診しました。精神科医は「うつ病」を考え、抗うつ薬を投与しましたが、反応はいまひとつでした。精神科医は、職場ストレスが絡んでいると考え、じっくりカウンセリングを行いました。

　龍造寺さんは、「辞めたいです。でも子どもが高校生と中学生で、住宅ローンも残っています。辞められないですよ」と、体を震わせながら主治医に語りました。

　このような話を相談するうちに、頭痛症状は緩和されました。すなわち、たまっていた怒りや悲しみが原因であり、感情発散（カタルシス）の効果があったものとみられます。

慢性的な頭痛など、体調不良の相談は産業医にもよくあります。今回の事例のように、ストレスを抱え込んで体調不良を引き起こしている場合、話を聞くだけで改善につながる場合があります。元気かどうか簡単に確認するだけでなく、社員との面談の機会を大切にして察知してあげられれば、頼られる産業医に一歩近づけることでしょう。

マコトのひとコト

体に痛みがあると
まず病気を疑いますけど、
心からくる痛みも
あるんですね。

そうだね。「話を聞くだけ」
とは思わず、「話を聞くこと」で
解決に近づけることもあると
覚えておいてね。

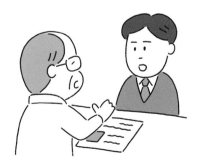

5. 人事部の役割変化

A.「メンタル不調者」の対応が責務に

2000年代の初期ごろから、人事部の役割は大きく変化し始めました。昔からある人事異動や人材採用、組合折衝、福利厚生といった業務も残っていますが、現在大きな役割になっているのが、「メンタル不調者」への対応です。特に、職場復帰を控えたメンタル不調者へのサポートが課題になっています。

たとえば、「リワーク」の1つとして職場リハビリテーションを行う場合、どのように、どのくらいの期間行うかについて、産業医とメンタル不調者、職場関係者、人事部の4者面談から始める必要があり、その調整を行います。

あるいは職場復帰した後、産業医の判断で短時間勤務が必要とされたときなど、「人事部預かり」として人事部に配置し、経過を見ることもあります。

B. 過重労働対応

「過労死」や「過労自殺」が、厚生労働省の労災認定などを中心に社会問題化しています。ずばり過重労働問題です。それをいかに予防するかが、企業の大きな責務になってきました。長時間勤務が増え、全社員（非正規を含む）の総労働時間の把握が必須になっています。行わなければ「法令違反」になります。

1か月の時間外労働が80時間を超えた過重労働者に対して、人事部は産業医による面接をセッティングしなければなりません。そして、医師の判断を受けて、どう対応するかを決めます。また、その後のフォローも重要な業務の1つになります。過重労働が続く部署であれば、業務の軽減の検討や他のどの部署に配置転換するかなどを産業医と話し合う必要があります。

C. ハラスメント対応

パワーハラスメント（パワハラ）やセクシャルハラスメント（セクハラ）をはじめ、さまざまなハラスメントが増加しているなか、2019年5月、職場でのパワハラ防止を義務付ける関連法（改正労働施策総合推進法：パワハラ防止法）が成立しました。

　この法律により、これまで明確な定義がなかったパワハラが、職場において、「優越的な関係を背景とした言動である」、「業務上必要かつ相当な範囲を超えている」、「身体や精神に苦痛を与える」などと明記されました。また、企業に相談窓口の設置など、新たに防止措置を義務付けています。大企業では2020年6月、中小企業は2022年4月から施行される見込みです。

　セクハラや、妊娠・出産した女性へのマタニティーハラスメント（マタハラ）はすでに企業に防止措置を講じる義務がありますが、パワハラは明確な定義がなく、対策は企業の自主努力に委ねられてきました。まず、社内か社外に相談窓口の設置が必須になります。また、社員に広くしっかり知ってもらうために、「社内研修」も必要です。その実施も人事部の役割です。

　不幸にしてハラスメントが生じた場合には、事実関係の調査に対応するため、調査委員会を作る必要があります。委員会事務局の多くは人事部になります。弁護士や社会保険労務士など、社外の人を含めた「第三者委員会」の設置が望ましいです。

　そこで下された結論をもとに処分を決定し、その後の対応を進めていくことになります。

マコトのひとコト

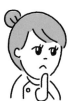

人事部の仕事はどんどん多くなっていますね。しかも、迅速じゃないといけないんですね。

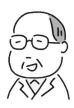

そうだね。私の経験では、人事部の人数を増やすことが最も有効な対策になると思いますよ。

6. スペシャルトピックス
対人ストレスに「職場キャラ法」を活用していこう

　職場要因としてのコミュニケーションは、最も悩ましい問題です。対応に正解はなく、方法も人それぞれでさまざまです。ここで、私の経験からオススメする1つの方法を紹介します。

事例　上司との対人関係に悩む明智さん（29歳女性）

　明智さんは事務職で、41歳の主任との対人ストレスで悩み続けています。相性が悪く、努力してもうまくいきません。仕事を一緒にする上司なので、何とかしたいと思い、相談に来ました。
　見方を変えるなど、いろいろな対応を助言しましたが改善しませんでした。
　そこで、「職場キャラ法」を提案しました。多くの人に実行してもらい、成果があったことを伝えると、彼女は解決策の1つとして迷いながらも実行しました。

職場は舞台です。対人関係で悩んでいる人には、
キャラクターになりきってもらいましょう！

A. 職場キャラ法

　「職場キャラ法」は、職場100メートル前で「変身」し、「スッピンキャラ（本当の私）」から「職場キャラ（仮の姿）」に変わる方法です。図5-1に示したように、いつもの自分が上段（×）で、職場キャラ法の実践が下段（◎）です。
　明智さんは最初、この方法に抵抗があったようです。しかし「1週間で20時間（上司と接する時間）だけの対応です」、「自分の性格や考え方を変えるのではなく、2人が何とかやっていけるキャラクターを"演じる"だけです」と強く助言したところ、彼女は「会社生活のみ『仮の自分』を演じよう」と割り切りました。

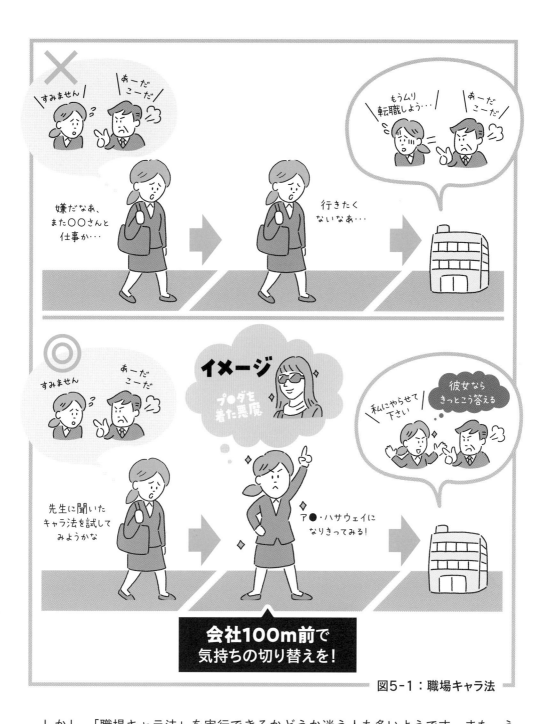

図5-1：職場キャラ法

　しかし、「職場キャラ法」を実行できるかどうか迷う人も多いようです。また、うまくいったケースのみを紹介しているのではないかと疑問を持つ人も多いようです。あるいは「職場キャラ」というけど、そんな簡単にできるものかどうかと疑問を持つ人もいるでしょう。その場合、次に紹介する「チョイ合わせ法」や「タンタンキャラ法」をおすすめします。

B. チョイ合わせ法

　まずは「嫌な上司、先輩」などを避けないことから始めます。顔も見たくない人だから、ここが最初のハードルでしょう。難しいと主張する人もいます。そこで私は「呪文を唱えるように！」と勧めています。

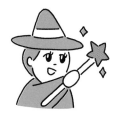

じょ、助手ちゃん?!

> このままでは何も変わらないよ。悪くなるだけ。
> とりあえずやってみる。だめなら別の方法を考える。

　そうです。やるしかないのです。そうしなければ現状は何も変わらないからです。まずは嫌な相手を避けないことから始めましょう。会話では、とにかく聞くことから始めます。相手の話を聞き、うなずくなど、あいづちを活用しましょう。話を聞いたら「ありがとうございます」と言って、自分の席に戻ってください。そのくり返しです。できれば、相手の話を聞きながらメモを取ると、印象が良くなります。

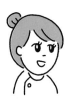

> とにかく嫌な上司や先輩をさけないようにしたらいいんですね!

C. タンタンキャラ法

　「職場キャラ法」や「チョイ合わせ法」は、あくまで相手に合わせていく方法でした。それがどうしても難しい人には、割り切ってマイペースさを保つ「タンタンキャラ法」をおすすめします。ここでは「タンタンキャラ法」をマスターしている黒田さんが後輩の後藤さんにアドバイスしている所を見てみましょう。

事例 職場の人間関係で心をすり減らしている時のアドバイス

後藤さん

> 課長の一方通行のコミュニケーションと、ゴマすり部下を
> かわいがるやり方に耐えられないです。

出世したい奴が多いから、そうなりやすいよね。転職、あるいは起業をする気がないなら、『タンタンキャラ』を演じればいいかもしれないね。

黒田さん

後藤さん

どんな方法でしょう？

仕事は生活のためと考える。タンタンと給料分働けば良いと割り切るんだ。できるかどうかは慣れだと思う。

黒田さん

後藤さん

なるほど。やってみたいですが具体的にはどんな感じですか？

仕事はタンタンとこなす。定時に仕事が終わるようにプランを立て、定時に帰るんだ。飲み会や忘年会も嫌なら参加しなくてもいい。そして休日は大いに遊ぶ。素の自分でね。

黒田さん

後藤さん

それなら明日からでもできそうです！

そのかわり実行すれば会社で孤独感を味わう可能性もある。「そういう人だ」と思われるまで一時的に嫌がらせもあるかもしれない。多少は覚悟がいるよ。

黒田さん

Point　**生活のためと割り切り、職場外の付き合いをやめる**

　その後、後藤さんはタンタンキャラ法を実行しました。最初の1週間はぎこちなく、仲間から「飲み会に行かないの、付き合いが悪くなったね」「仲間が減るよ。情

報も入らないよ」などといわれることもありました。しかし、元の生活はもっと気疲れするものだったので、彼は「仕事は生活のため」とタンタンと自分に言い聞かせ、キャラ作りをしていったのです。

　今では社内の人も「あいつは、そういうやつだ。いろいろな人がいるからな……」となりました。

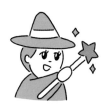

仕事は生活のため。付き合いはいらない。
タンタンと淡々とひたすらたんたん。

マコトのひとコト

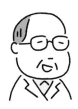

主観的に考えると迷いやつらさを感じることでも、
「演じているキャラのこと」として客観的に考えれば
冷静に考えられて楽になるんじゃないかな。

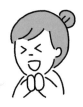

職場キャラ法は演技ですね。ドラマや小説などの
理想のキャラをイメージするのもいいですね。

実行した人の感想も良いものが多いので、おすすめしてみるのも良いでしょう。

第5章 社会問題から

7. 職場不適応と中小企業の関係

　本書では、企業規模の大小を問わず、なるべく一般化し、実際の現場でも応用しやすい事例を選んで説明してきました。しかしながら、日本の企業の圧倒的多くが中小企業で、そこには特有の事情なども存在します。

　最後に、本項では筆者が精神科医として主治医をしてきた経験（産業医では無く）から、お伝えしておきたい事柄をまとめました。

A. 中小企業は雇用の流動性が高い

　中小企業で働く人は、大企業で働く人と比べて転職する機会が多いようです。

　大企業では、そこで働くステータスや賃金・待遇など、中小企業に比べて良いことが多いでしょう。一方、中小企業は大企業に比べて、個人で決定できる裁量が大きい、少人数で職場の風通しが良いなど、大企業にはないメリットがあるでしょう。ただし、業務内容や仕事量に対して労働者が満足できる賃金であるかどうか、誇りを持てる仕事かどうかといった、会社の思う適性と個人が思う適性のギャップは、大企業よりも中小企業の方が大きいように感じられます。

　中小企業では、①社員を育てる余裕がない（即戦力が必要）、②人手不足の企業が多い、③賃金が大企業よりも安い、という雇用環境の不安定さは否めません。特に賃金については、平成29年賃金構造基本統計調査の概況によると、20～30歳代の中小企業の平均年収は240万円ほど、大企業の平均年収は291万ほどで、比べると8割程度の給与になります。雇われる側は、より好条件を求める余地ができやすくなります。そのようなことから転職の敷居が低く、雇用の流動性が大企業よりも高くなりやすいものと考えられます。

B. 転職にもメリットがある

　終身雇用を採用する企業は激減するとともに転職に対するネガティブな印象は薄れてきました。たとえば高校を卒業してすぐの年齢であれば、仕事の内容や自分の職務適性を把握するのは難しいことでしょう。しかし、雇用される側が選り好みしなければ中小企業への再就職もしやすい環境になっています。精神科医の視点でみれば、「自

分に合う仕事内容、職場環境、人間関係」などを見つけやすくなり、このような環境は労働する側にとってメリットも多いように思われます。また、適性の低い企業に執着することは、本人にも企業の生産性にも、デメリットになるものといえるでしょう。産業医としては中立の視点で、両者にとって本当に良いことを見極めたいところです。

C. 経営者の受診も多い

　中小企業では社員だけでなく、経営者の「職場不適応症」も増えています。流行の変化、新型コロナウイルスのような社会変動など、特に物が売れないことで経営が厳しくなるなどの明確な職場要因により「適応障害」になってしまった経営者も少なくありません。産業医としては、見逃しがちな点かと思いますので、配慮する必要があるでしょう。

D.「何となく合わない」との訴え

　今の会社や仕事が「何となく合わない」といったような、ばく然とした訴えが相談者の4割程度でみられます。

　このように相談の動機づけが不明確な場合には、カウンセリングをしても解決することが難しいでしょう。もし本人が時間をかけてでも何とかしたいという姿勢がない場合には、思い切って「対処は難しい」と割り切ってしまうのも1つの手と考えられます。産業医であれば、1人の対応に悩み込んでしまい、会社全体を見渡す余裕がなくならないようにしましょう。

E. 医学の限界を知り、見極める力をつける

　たとえば、「人や規則に縛られたくない」と思っている人は一定数います。大企業よりも中小企業で多く見られます（企業の絶対数が多いことも一因です）。しかし、「組織に適応できない、就業規則になじまない、マイペースを優先したい」ということで職場不適応症を発症している場合、これが「価値観」や「性格」によるものか、「特性（障害）」によるものか、「変調（一時的な気分）」によるものかを見極めるのは困難なケースが多いです。また、「すべて会社や上司が悪いんだ」という場合も、性格なのか障害があるせいなのか見極めが難しく、これも少なくありません。

　このようなケースへの対応にはさまざまな人と接し、経験を積んで見極める力をつけていくしかないと考えています。医学的な対応にも限界があり、それを補う自己の研鑽を常に続ける必要があります。筆者自身もいまだ新しい発見を続けております。

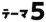

助手ちゃんからのインタビュー！
テーマ5
ハラスメント対応で気をつけるポイントは?

助手ちゃん：夏目先生！ 仕事で人付き合いがあるかぎり、ハラスメントはたぶん永遠のテーマなんじゃないかなーって思いました。

夏目先生：そうだよね。だから、安全配慮義務の一環として、産業医も職場巡視や面談で予防に努めていかないといけないよね。

助手ちゃん：いざ、面談でハラスメントが疑わしい場合は、しっかり守っていかないといけないってことですね！

夏目先生：いやいや、こういった問題も原則がある。もっとも大事なのは、被害者の意見だけを聞いていてはダメで、加害者とされる側の言い分も聞かないといけない。両者の中立を保たないといけないよ。

助手ちゃん：では上司も呼んで話を聞いていけばいいんですか？

夏目先生：上司との面談やハラスメントの問題は人事部の人に検討してもらう必要があるね。その際、訴えた人のメンタル不調があれば自宅待機にしてもらうのは産業医の務め。その間に調査を進めてもらう。人事部で課内の人を中心に面談して、事実関係を確かめていくことになるだろうね。

助手ちゃん：人事の人との協力が大事なんですね。

夏目先生：そう。ちなみに、加害者とされる人は自分がパワハラしたとは思っていなくて、逆に部下の相談が始まるケースも少なくない。そういうときに、「パワハラで困っている人がいますよ」って強行してしまうと「人権侵害だ」って逆に訴えられることにもなりかねないので、人事の人も神経をすり減らすことになるね（汗）。あと中小企業では経営者からの相談されることもあるよ。

助手ちゃん：うーん、なるほど。あと男性のセクハラに目がいきがちですけど、女性の場合はどうなんでしょう？

夏目先生：「男のくせに！」と罵倒し続けるとか、身体的特徴を何回も罵っているようなのがあったよね。政治がらみのニュースとかでもちらほらと……。

助手ちゃん：そういえばありましたね！ 録音の音声が証拠として提出されて注目されましたね！

夏目先生：そう。でも録音については会社の規則で、認められないことがある。ただ、心身の安全が第一なので、自己防衛と会社の規律自体を乱さなければ合法となることもある。だから被害者に寄り添いすぎて安易に提案せず、慎重にやる必要があるから気をつけてね。

参考文献

1) 小沼十寸穂：職場不適応と不適応症：産業神経症の問題へ．労働科学研究所，川崎，1971．

2) 藤井久和，夏目 誠，木下 清，他：精神衛生の外来臨床からみた職場不適応症についての考察．大阪府立公衆衛生研究所研究報告　精神衛生編，(15)：31-47，1977．

3) Breslow L, Enstrom JE: Persistence of health habits and their relationship to mortality. Prev Med, 9(4):469-483, 1980.

4) 夏目 誠，太田義隆，浅尾博一，他：職場不適応症について：受診状況調査，発症要因と治療を中心として．産業医学，24(5)：455-464，1982．

5) 夏目 誠，太田義隆，藤本 修，他：職場不適応症について（第2報）─精神生理学的特性と臨床的特徴との関連について─．産業医学，27(1)：3-15，1985．

6) 夏目 誠，太田義隆，古我貴史，他：職場不適応症について（第3報）　治療的対応システムと産業医の役割を中心にして．産業医学，28(3)：160-169，1986．

7) 笠原 嘉：退却神経症─無気力・無関心・無快楽の克服─，講談社，1988．

8) ICD-10 精神および行動の障害．臨床記述と診断ガイドライン（新訂版）．融 道男，中根允文，小見山 実，他（監訳），医学書院，2005．

9) 夏目 誠，野田哲朗，佐藤俊子，他：女性職場不適応症の臨床的検討（第2報）─職場要因の変動を中心に．産業ストレス研究，3：49-54，1995．

10) 夏目 誠，野田哲朗，花谷隆志：女性職場不適応症の臨床的検討．産業ストレス研究，3：49-54，1995．

11) 夏目 誠：職場不適応症，産業精神保健ハンドブック．加藤正明（監修），日本産業精神保健学会（編集），774-784，中山書店，1998．

12) 広瀬徹也：出勤拒否．臨床精神医学，25(7)：863-867，1996．

13) 夏目 誠：配置転換・昇進．家庭・学校・職場・地域の精神保健，大森健一他（編），287-293，中山書店，1998．

14) 島津明人，小杉正太郎：職場不適応発生過程の検討．心理学研究，69(3)：198-205，1998．

15) 花谷隆志，太田義隆，夏目 誠，他：職場不適応症の事象関連電位─ストレスドックでの精神生理学的検討，産業ストレス研究，6(3)：159-164，1999．

16) 労働省労働基準局：事業場における労働者の心の健康づくりのための指針．平成12年8月9日 基発第522号．

17) 廣 尚典，田中克俊，長谷川恵美子，他：職場不適応．精神医学，42(10)：1035-1040，2000．

18) 夏目 誠：職場不適応症における最近の動向─事例の動向と発症メカニズム．産業精神保健学会誌，11(4)：317-322，2003．

19) 厚生労働省：「過重労働・メンタルヘルス対策の在り方に係る検討会」報告書．2004年8月18日．

20) 長時間労働者への面接指導チェックリスト・マニュアル．過重労対策等のための面接指導マニュアル・テキスト等作成委員会，厚生労働省，2006．

21) 厚生労働省　労働者健康福祉機構：心の健康問題により休業した労働者の職場復帰支援の手引き．中央労働災害防止協会「職場におけるメンタルヘルス対策支援委員会職場復帰支援部会」，2004．

22) 夏目 誠：うつ状態への問題提起と職場不適応症の対応．産業精神保健，15(4)：222-227，2007．

23) 厚生労働省：労働者の心の健康の保持増進のための指針．平成18年3月31日，改正 平成27年12月1日．

24) 夏目 誠：産業現場で対応に苦慮する適応障害 ―うつ病との鑑別や対応を含めて ―. 産業ストレス研究，16 (2)：65-71，2009.

25) 渡辺 登 (監修)：職場不適応症 会社内で急増する適応障害のことがよくわかる本. 講談社，2009.

26) 岡田尊司：ストレスと適応障害 つらい時期を乗り越える技術. 幻冬舎，2013.

27) American Psychiatric Association: DSM-5 精神疾患の分類と診断の手引. 日本精神神経学会 (監修)，高橋三郎，他 (翻訳)，医学書院，2014.

28) 夏目 誠：「診断書」を読み解く力をつけろ. 社会保険出版社，2015.

29) 夏目 誠：気づき力で変化をキャッチ ―ちょっと先読むメンタルヘルス. 中央労働災害防止協会，2015.

30) 厚生労働省：平成29年賃金構造基本統計調査の概況，2017.

31) 厚生労働省：平成30年労働安全衛生調査，2018.

32) 夏目 誠：中高年に効く！メンタル防衛術. 文春新書，2018.

33) 森下克也：もしかして、適応障害？ 会社で"壊れそう"と思ったら. CCCメディアハウス，2019.

memo

memo

memo

著者略歴

夏目　誠（なつめ・まこと）

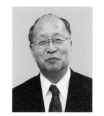

奈良県立医科大学卒業. 大阪府立公衆衛生研究所精神衛生部部長心得,
大阪府立こころの健康総合センター主幹兼こころの健康づくり部長,
大阪樟蔭女子大学大学院 教授を経て, 大阪樟蔭女子大学名誉教授.
産業ストレス学会前理事長.
産業医を 43 年経験し, 現在は大手企業 5 社で精神科医・産業医とし
て相談・診療をしているほか,「メンタルヘルスを根付かせ, 発展さ
せるか」について, 現場の見地から復職支援や講演等を行っている.
著書に,『中高年に効く！メンタル防衛術』（文藝春秋社）,『診断書を
読み解く力をつけろ』（社会保険出版社）など多数.

職場不適応のサイン
ベテラン産業医が教える気づきと対応のコツ

2020 年 5 月 15 日　1 版 1 刷　　　　　　　　©2020

著　者
<ruby>夏目<rt>なつめ</rt></ruby>　<ruby>誠<rt>まこと</rt></ruby>

発行者
株式会社 南山堂　代表者 鈴木幹太
〒113-0034　東京都文京区湯島 4-1-11
TEL 代表 03-5689-7850　www.nanzando.com

ISBN 978-4-525-18571-8　　定価（本体 2,000 円＋税）

A 1857110101-A